உணவு சைக்காலஜி

லதானந்த்

சத்யா

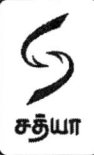

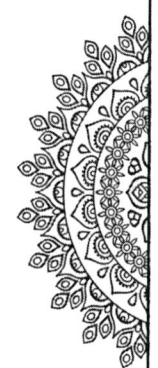
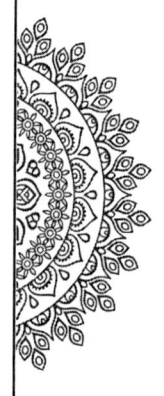

Title
Unavu Psychology
Lathananth

ISBN : 978-93-6666-971-7
Title Code : Sathyaa - 142

நூல் தலைப்பு
உணவு சைக்காலஜி

நூல் ஆசிரியர்
லதானந்த்

முதற்பதிப்பு
மார்ச் 2025

விலை : ₹ 110

பக்கம் : 80

Printed in India

Published by

Sathyaa Enterprises
No.134, First Floor,
Choolaimedu high road, Choolaimedu,
Chennai - 600 094.
044 - 4507 4203

Email
sathyaabooks@gmail.com

காணிக்கை

எனது குழந்தைப் பருவத்தில் இருந்து கொரோனா காலம் வரை நான் சந்தித்த மருத்துவர்கள் அனைவருக்கும் இந்த நூலைக் காணிக்கையாக்குகிறேன்.

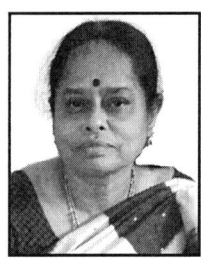

மருத்துவர் **K.S. மகேஸ்வரி** MBBS.,
தலைமை மருத்துவ அலுவலர் (ஓய்வு),
அன்னை மருத்துவமனை,
கோயமுத்தூர்

அணிந்துரை

உணவு, உறையுள், உடை என்னும் மனிதனின் மூன்று அடிப்படைத் தேவைகளுள் முதன்மையானது உணவே. வேட்டையாடி, சமைக்காமல் உண்டுவந்த ஆதிமனிதன், காலம் செல்லச் செல்ல நெருப்பைக் கண்டறிந்து, பல்வகைக் கருவிகளை உருவாக்கி, உழவுத் தொழில் கற்றுத் தனது உணவு முறையை மாற்றினான். புவியியலும் தட்ப வெப்ப நிலையும் மனிதக் குழுக்களின் உணவு முறையைக் கட்டமைப்பதில் பெரும் பங்கு வகிக்கின்றன. உலகம் முழுதுமுள்ள கலாச்சாரங்கள் அனைத்தும் பன்னெடுங்காலமாக உணவு முறைக்கு முக்கியத்துவம் அளித்து வந்துள்ளன. உளவியலில் 'நீ எதை நினைக்கிறாயோ நீ அதுவாகவே ஆவாய்' என்பதுபோல் உணவியலில் 'நீ எதை உண்கிறாயோ நீ அதுவாக ஆவாய்' என்பார்கள். நமது நாட்டிலும் 'உணவே மருந்து' எனும் புகழ்வாய்ந்த கோட்பாடு புழங்கி வருகிறது.

செயற்கை நுண்ணறிவுத் தொழில்நுட்பம் குறித்து ஒருபுறம் நாம் பெருமைப்பட்டுக் கொண்டாலும் இன்றளவும், உணவு உற்பத்தி, உணவுப் பாதுகாப்பு, சரிவிகித உணவு, ஊட்டச்சத்துக் குறைபாடுகளைக் களைதல் போன்றவற்றில் நாம் மிகுந்த கவனம் செலுத்த வேண்டியுள்ளது. பட்டினியால் உயிரிழப்புகளைச் சந்திக்கும் நாடுகளும் அதிக உடல் எடையால் அவதியுறும் நாடுகளும் இப்புவியில் உண்டு. நோய் போக்குதலில் மருந்துகள் இன்றியமை யாதன என்றால் நோய் வராமல் காத்தலிலும், நோயாளிகளைப் பேணுவதிலும் உணவு முறைகளின் பங்கு அளப்பரியது. இம்முறைகளை உரியவாறு வகுத்தளிப்போரே உணவியல் வல்லுநர்கள்.

லதானந்த் அவர்கள் பயன்மிக்க பல சிறந்த நூல்களைப் படைத்துள்ளார். இன்னும் பல நூல்களைப் படைக்க உள்ளார். ஆகச் சிறந்த சிந்தனையாளர், அனுபவமும், ஆராய்ச்சியும் நிறைந்த உதவி வனப் பாதுகாவலராகப் பணியாற்றி, இந்தப் புத்தகத்தின் மூலம் உணவியல் வல்லுனராகவும் அவதரித்துள்ளார்.

உணவியல் வல்லுநர் லதானந்த் அவர்கள் எழுதியுள்ள 'உணவு சைக்காலஜி' என்ற நூலை முழுமையாகப் படிக்கும் வாய்ப்பு எனக்குக் கிடைத்தது. விருந்தில் வாழை இலை போட்டு வித விதமான உணவுகளைப் பரிமாறுவதுபோல் அவர் பல வகை உணவு முறைகளைப் பரிமாறியுள்ளார். நல்லதோர் அறிமுகத்தோடு தொடங்கும் இந்நூலில் இருபதுக்கும் மேற்பட்ட உணவுமுறைகள் விளக்கப்பட்டுள்ளன. இவற்றுள் சாமானிய மக்களுக்குத் தெரிந்தவை சில. ஆனால், ஜி.எம்டயட், டேஷ் டயட், ரத்த வகை டயட் போன்ற வற்றைப் பற்றி அறியும்போது மருத்துவர்களே வியப்பர்.

ஒவ்வொரு உணவு முறை குறித்துக் கூறும்போதும் அதன் வரலாறு, நிறைகுறைகள், பின்பற்றும் வழிமுறைகள் போன்றவற்றோடு யார் உண்ணலாம் யார் தவிர்க்க வேண்டும் என்று எச்சரிக்கைக் குறிப்புகளையும் அளித்திருப்பது இந்நூலின் தனிச் சிறப்பு. ஆங்கிலம் தெரிந்தால் மட்டுமே இத்தகைய நூல்களைப் படிக்க முடியும் எனும் தவறான எண்ணத்தை அழகிய கலைச்சொல் ஆக்கத்தாலும் விளக்கத்தாலும் மாற்றியுள்ளார் ஆசிரியர். ஆங்காங்கே தரப்பட்டுள்ள ஒப்புமைகளும், புள்ளி விவரங்களும் நூலாசிரி யரின் ஆழ்ந்த துறைசார் அறிவைப் பறைசாற்றுகின்றன. தற்காலத்தில் ஊறு விளைவிக்கும் உணவுகளாலும் ஒழுங்கற்ற உணவுப் பழக்க வழங்கங்களைப் பின்பற்றுவதாலும் நோய்களின் தாக்குதலுக்கு உள்ளாகும் அபாயத்தை எதிர்நோக்கியிருக்கும் தலைமுறைக்கும் நோயற்ற நெடுவாழ்வு வாழ விரும்பும் ஏனையோருக்கும் இந்நூல் ஒரு வரப்பிரசாதம் என்பதில் எள்ளளவும் ஐயமில்லை!

இந்நூலுக்கு அணிந்துரை அளிப்பதில் நான் பெருமையும் மகிழ்வையும் பெறுகின்றேன்.

– அன்புடன்

மருத்துவர் K.S. **மகேஸ்வரி**

18.02.2025

என்னுரை

'உணவே மருந்து' எனச் சொலவடை ஒன்று இருக்கிறது. ஆம். நாம் சாப்பிடும் உணவுகளே பல நோய்கள் வராமல் தடுக்கும் ஆற்றல் உடையன. அதே போல பல உடல்நலக் குறைவுகளுக்கும் அவையே காரணமாகவும் ஆகி விடுகின்றன. ஆனால் எல்லா வகையான மக்களும் ஒரே விதமான உணவியலைப் பின்பற்றுவதில்லை. பின்பற்றவும் முடியாது. அவரவர்களின் பரம்பரைப் பழக்கங்கள், புவியியல் காரணிகள், சார்ந்திருக்கும் சமூகம் மற்றும் மதம் காரணமாகப் பின்பற்றும் கோட்பாடுகளும் அவர்களது உணவில் எதிரொலிக்கவே செய்கின்றன.

உடல் நலம் மற்றும் கண்ணோட்டங்கள் மாறுவதால் பலரும் தாங்கள் இயல்பாகப் பின்பற்றும் உணவியல் முறைகளில் இருந்து மாறுபட்டுப் பிரிதொரு வகையைத் தேர்வு செய்ய வேண்டிய சூழலில் இருப்பார்கள்.

அப்படிப்பட்டவர்கள் மட்டும் அல்லாமல், அறிவுத் தேடல் உள்ள அனைவருக்குமான நூல் இது. உலகின் பல்வேறு பகுதிகளிலும், பல தரப்பட்ட மக்களிடமும் காணப்படும் டயட் எனப்படும் உணவியல் வகைகளைப் பற்றி இந்த நூல் பேசுகிறது.

இதில் உள்ள சில கட்டுரைகளை தினமலர் பட்டம் இணைப்பில் வெளியிட்ட பொறுப்பாளர்களுக்கும், அனைத்துக் கட்டுரைகளையும் தொகுத்து, அழகான நூல் வடிவில் அளித்திருக்குக்கும் சத்யா என்டர்பிரைசஸ் நிறுவனத்துக்கும் எனது நன்றி.

தமிழ்நாட்டின் தலைசிறந்த மகளிர் நலம் மற்றும் மகப்பேறு மருத்துவர்களில் ஒருவரும், தமிழ்நாடு அரசு சுகாதாரத் துறையில் தலைமை மருத்துவ அலுவலராகப் பணியாற்றி ஓய்வு பெற்றுத் தற்போது ‘அன்னை மருத்துவமனை’ என்ற சிறந்த மருத்துவமனையை கோயம்புத்தூரில் நடத்தி வருபவருமான மருத்துவர் கே.எஸ்.ம ஹேஸ்வரி அவர்கள் சிறப்பானதோர் அணிந்துரையை எனது நூலுக்கு வழங்கி என்னை கௌரவித்திருக்கிறார். அவருக்கு என் மனமார்ந்த நன்றி.

கோயமுத்தூர் — அன்புள்ள

19.02.2025 **லதானந்த்**

உள்ளே...

1.	டயட் ஓர் அறிமுகம்	10
2.	விரதமிருக்கும் உணவியல் முறை	12
3.	ரா ஃபுட் டயட்	15
4.	தாவரம் சார்ந்த உணவியல்	18
5.	வேகன் டயட்	21
6.	கார்னிவோர் டயட்	24
7.	பெஸ்கடேரியன் டயட்	27
8.	பேலியோ டயட்	30
9.	ஃபிளெக்ஸிடேரியன் டயட்	33
10.	ரத்த வகை டயட்	35
11.	ஜி.எம்.டயட்	38
12.	லோ - கார்ப்	41
13.	லோ ஃபேட் டயட்	44
14.	சோடியம் குறைவான டயட்	47
15.	குளூட்டன் இல்லா டயட்	50
16.	அயோடின் டயட்	53
17.	ஹெச்சிஜி (HCG Diet) டயட்	55
18.	கீட்டோஜெனிக் டயட்	58
19.	அட்கின்ஸ் டயட்	60
20.	டூகான் டயட்	63
21.	டேஷ் டயட்	66
22.	மத்தியதரைக் கடல் டயட்	68
23.	சௌத் பீச் டயட்	71
24.	மண்டல (ஜோன்) டயட்	74
25.	கிளீன் ஈட்டிங் டயட்	77

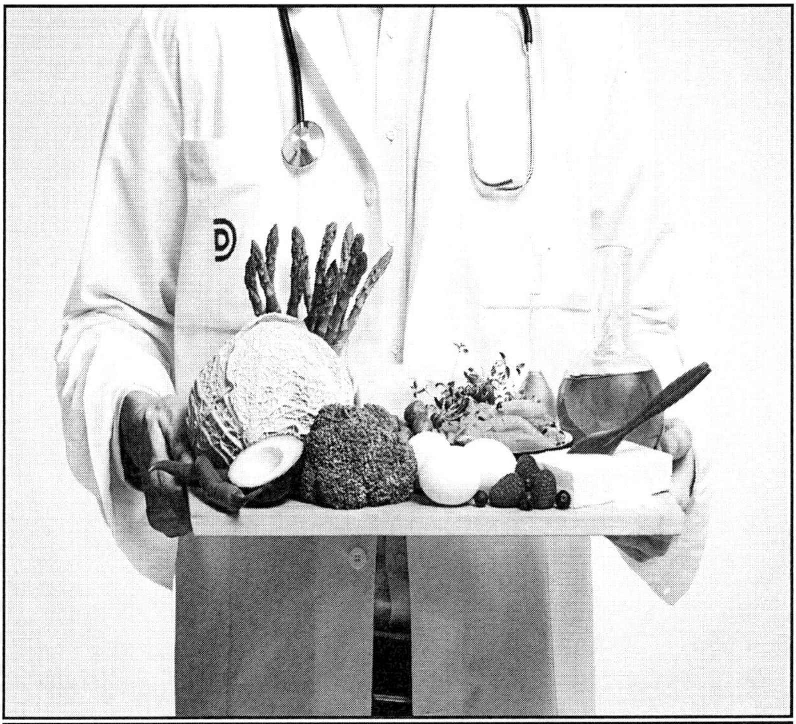

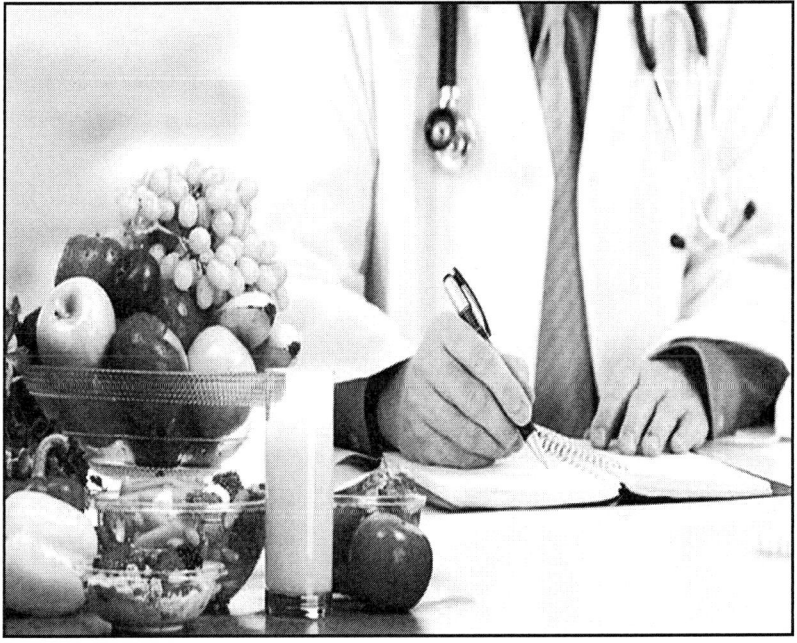

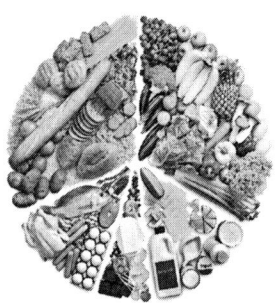

1. டயட் ஓர் அறிமுகம்

உலகெங்கும் வாழும் மக்கள் பல தரப்பட்ட வகையான உணவுகளை உண்கிறார்கள். அவை பெரும்பாலும் பரம்பரை பரம்பரையாகப் பின்பற்றப்பட்டு வருகின்றன. தாங்கள் சார்ந்திருக்கும் சமூகங்களின் கோட்பாடுகள், நம்பிக்கைகள் மற்றும் உணவுக்கான மூலப்பொருட்கள் கிடைப்பது போன்ற பலவற்றின் அடிப்படையில் பல தரப்பட்ட மக்களும் தொடர்ந்து தங்களுக்கென்று தனியே ஒவ்வோர் உணவுப் பழக்கத்தையும் மேற்கொண்டு வருகிறார்கள். அதைத்தான் 'டயட்' அல்லது 'உணவியல்' என்கிறோம்.

சுருக்கமாகச் சொன்னால், உணவியல் (டயட்) என்பது, குறிப்பிட்ட ஒரு குழுவால் பொதுவாக உண்ணப்படும் உணவுகளின் கலவை யாகும். ஊட்டச்சத்துத் தேவைகள், குறிப்பிட்ட புவியியல் பகுதி யில் கிடைக்கும் உணவு வகைகள் மற்றும் கலாச்சார நம்பிக்கைகள் ஆகியவற்றால் மனித உணவுகள் தீர்மானிக்கப்படுகின்றன.

இந்த டயட்களுக்கும் உடல் நலத்துக்கும் நேரடியாகத் தொடர்பு உண்டு. பல விதமான நோய்களின் தாக்குதல்கள், உடலின் ஒட்டு மொத்தச் செயல்பாடுகள், ஹார்மோன் சுரப்புகள், நோய் எதிர்ப்பு

சக்தி, செரிமானம், வளர்சிதை மாற்றம், உடல் எடை, நோயிலிருந்து மீண்டவர்கள் பழைய நிலைமைக்குத் தேறி வருதல், மன நலம், சுறுசுறுப்பு போன்ற பலவற்றுக்கும் அவர்களின் டயட் முறைகளுக்கும் நேரடித் தொடர்பு இருக்கிறது. சிலரது உணவியல் முறைகள், அவர்கள் வாழ்கின்ற பகுதியின் தட்பவெப்ப நிலை, அவர்கள் செய்யும் தொழில் மற்றும் அவர்களின் உணவு ரசனையைப் பொருத்தும் அமையும்.

சிலருக்கு மிகவும் பொருத்தமான உணவியல், இன்னொரு சாராருக்குப் பொருந்தும் எனச் சொல்லிவிட முடியாது. ஒவ்வோர் உணவியலும் அடிப்படையான சில நோக்கங்களோடு, குறிப்பிட்ட மக்கள் சிலரின் தேவைகளைக் கருத்தில் கொண்டு வரையறுக்கப் பட்டிருக்கின்றன.

அந்த நோக்கம் நிறைவேற மருத்துவர்கள், ஆராய்ச்சியாளர்கள், விஞ்ஞானிகள் போன்றவர்கள், பல காலம் பல ஆய்வுகளை மேற் கொண்டு, டயட் எனப்படும் உணவியல் முறைகள் பலவற்றை உருவாக்கியிருக்கிறார்கள்; மேம்பாடு அடையச் செய்திருக்கிறார்கள்.

இன்றைக்கும் பல பெரிய மருத்துவமனைகளில், டயட்டீஷியன் என்னும் உணவியல் ஆலோசகர், நோயாளிகள் ஒவ்வொருவருக்கும் அவர்களுக்கென்றே பிரத்தியேகமாகத் தயாரிக்கப்பட்ட டயட் முறைகளை வடிவமைத்துப் பரிந்துரை செய்வதைப் பார்க்கலாம்.

எந்தவொரு உணவியல் மாற்றத்துக்கு மாறும்போதும் அவரவர்க்கு ஏற்றபடி உணவுகளின் அளவு மற்றும் எண்ணிக்கை அடங்கிய திட்டத்தை உணவியலாளரின் மேற்பார்வையில் ஏற்பது நல்லது.

பல வகையான டயட் முறைகளை அறிந்து கொள்வதன் மூலம், அவை உருவான சுவாரசியமான வரலாறுகளையும், காரணங்களையும் அவை பரிந்துரைக்கும் உணவுகள் எவை, தடை போடுவன எவை, என்னென்ன உணவுகளில் என்னென்ன சத்துக்கள் நிரம்பி யிருக்கின்றன என்பதைப் பற்றித் தெரிந்து கொள்ளலாம். வாருங்கள் அவை என்னென்ன என்று பார்ப்போம்!

✺

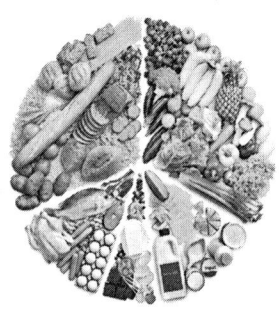

2. விரதமிருக்கும் உணவியல் முறை
(Intermittent Fasting diet)

பல காலமாகச் சில இறைவழிபாடுகளின் போதும், சங்கல்பங்களின்போதும், நோன்புகளின் போதும், 'விரதம் அல்லது உண்ணா நோன்பு' என்ற பெயரில் உணவு உட்கொள்ளாமல் இருப்பது பல சமூகங்களிலும் பின்பற்றிவரும் ஒரு நடைமுறைதான். இருந்தாலும் 1946ஆம் ஆண்டு, *ஆன்டன் கார்ல்ஸன் என்ற ஸ்வீடிஷ்-அமெரிக்கன்* உளவியல் நிபுணர்தான் இன்டர்மிட்டன்ட் ஃபாஸ்டிங் ட்யட் (Intermittent Fasting diet) என்ற பெயரைச் சூட்டினார்.

The Control of Hunger in Health and Disease என்ற அவரது புத்தகத்தில் உணவு உட்கொள்ளாதபோது உடலில் விளையும் சாதக பாதகங்களை விரிவாக விளக்கி இருக்கிறார்.

இடையிடையே விரதங்கள் (பட்டினி) மேற்கொள்வதும் அதைத் தொடர்ந்து அதிகக் கட்டுப்பாடுகள் இல்லாமல் உணவுகளை எடுத்துக் கொள்ளும் முறைதான் 'விரதமிருக்கும் உணவியல் முறை'.

ஒரு நாளின் 16 மணி நேரங்கள் எதுவும் சாப்பிடாமல் இருந்தது, அதைத் தொடர்ந்து வரும் 8 மணி நேரத்தில் உணவு உட்கொள்வதை 16:8 முறை என்பார்கள்.

வாரத்தின் 5 நாட்களுக்கு இயல்பான முறையில் சாப்பிட்டு விட்டு, ஏனைய இரண்டு நாட்களில் மிகக் குறைந்த அளவு உணவு களை (500 முதல் 600 கலோரிகள் வரை) மட்டுமே உட்கொள்ளுவது 5:2 முறை ஆகும்.

ஒரு நாள் விட்டு ஒரு நாள் விரதம் இருக்கும் முறை என்பதில் முதல் நாள் சாதாரணமான உணவை எடுத்துக் கொள்வது, அடுத்த நாள் மிகக் குறைவாக உண்ணுவது என மாற்றி மாற்றி விரதம் கடைப் பிடிப்பார்கள்.

வாரத்தில் ஒன்று அல்லது இரண்டு நாட்கள் உணவேதும் உண்ணாமல் இருப்பதை வாரம் ஒரு நாள் அல்லது இரு நாட்கள் முறை பட்டினி முறை என்பார்கள்.

குறைவான கலோரிகள் மட்டுமே எடுத்துக் கொள்ளப்படுவதால் உடல் எடை குறையும். இன்சுலின் எதிர்ப்பைக் குறைக்கும்; அதனால் சர்க்கரை நோயாளிகளுக்கு நல்லது.

ஹ்யூமன் குரோத் ஹார்மோன் அதிகமாகச் சுரக்கும்; அதனால் தசைகள் வலுப்பெறும். வீக்கங்களைக் குறைக்கும்; எனவே நீரிழிவு மற்றும் புற்றுநோய் சாத்தியங்களைக் குறைக்கும்.

ஆட்டோஃபேஜி என்ற உடல் செயல்பாட்டை இது அதிகரிக்கும். (ஆட்டோஃபேஜி என்பது உடலில் இருக்கும் பழுதடைந்த செல்கள் மற்றும் புரதங்களைச் சிதைத்து, மறுசுழற்சி செய்யும் மிக முக்கிய மான செயல்பாடு). இதனால் உடலின் பொதுவான நலம் மேம்படும்.

ஆரம்ப கட்டத்தில் பசி, பட்டினியால் விரதம் இருப்பவர் சிரமப்படு வார்; நண்பர்கள் மற்றும் விருந்தினர்களுடன் உணவு உண்ணும் கட்டாயம் நேரிடும்போது மன ரீதியான பாதிப்புகள் தோன்றக் கூடும்; சரியாகத் திட்டமிடாவிட்டால் சத்துக் குறைபாடு ஏற்படும்; சில பெண்களுக்கு மாதவிடாய் மற்றும் கருத்தரிப்பு தொடர்பான பிரச்சனைகள் ஏற்படவும் வாய்ப்புண்டு.

குழந்தைக்குத் தேவையான ஊட்டச் சத்துக்கள் கிடைக்காமல் போய் விடும் என்பதால், கர்ப்பிணிப் பெண்கள் மற்றும் பாலூட்டும் தாய்மார்கள் இந்த உணவியலைத் தவிர்க்க வேண்டும். விரைவாக

வளரும் பருவத்தில் இருக்கும் குழந்தைகள் மற்றும் பதின்பருவத் தினரின் வளர்ச்சியை இது பாதிக்கும் என்பதால் அவர்களுக்கும் இது உகந்தது அல்ல.

வயிற்றுப் புண் போன்ற வியாதி உடையவர்களுக்கு இது ஏற்புடையதல்ல. குறைவான ரத்த அழுத்தம் மற்றும் இதய நோய் இருப்பவர்களுக்கும் இந்த உணவியல் முறை சரிப்பட்டு வராது.

ஆரம்பத்தில் விரதம் இருக்கும் காலத்தைக் குறைவாக இருக்கும்படி பார்த்துக் கொள்வது நல்லது. போகப் போக இதை அதிகரிக்கலாம். தலைசுற்றல், கிறுகிறுப்பு, மயக்கம் போன்றன ஏற்பட்டால் உடனே மருத்துவரை அணுகவும்; உங்கள் உணவியல் முறையில் உரிய மாறுதல்களையும் செய்யவும். விரத காலத்தில் அதிக அளவு தண்ணீர் குடிக்கவும். விரதம் முடிந்து சாப்பிட ஆரம்பிக்கும்போது சத்துள்ள ஆகாரங்களை உண்ண மறந்து விடாதீர்கள்!

✱

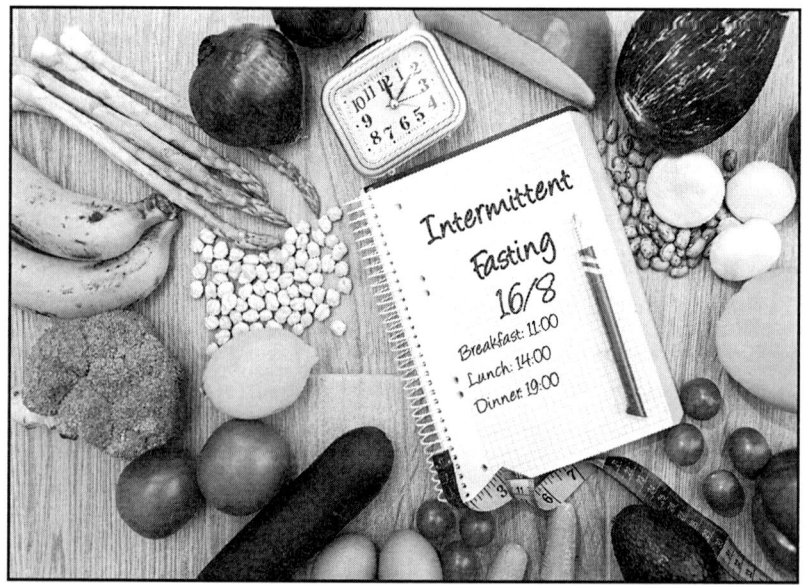

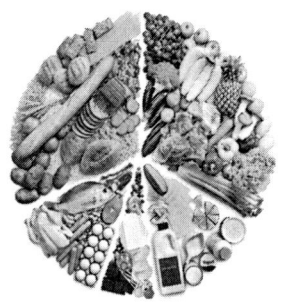

3. ரா ஃபுட் டயட்
(Raw food Diet)

சமைக்காத மற்றும் பதப்படுத்தாத உணவுகளையே உண்ண வேண்டும் என்று ரா ஃபுட் டயட் வலியுறுத்துகிறது. இதை 'மூல உணவு முறை' என்றும் சொல்வார்கள்.

இந்த வகை உணவியல் முறை பழங்காலத்தில் இருந்ததாகச் சான்றுகள் இல்லை. 1800களில் புழக்கத்தில் வர ஆரம்பித்தது. இதன் முதல் ஆதரவாளர் ஸ்விட்ஸர்லாந்தைச் சேர்ந்த **மேக்ஸ்மிலியன் ஆஸ்கார் பிர்ச்செர் - பென்னெர்** என்பவராவார். அவருக்கு வந்த லேசான காமாலை நோய், ஆப்பிள்களைப் பச்சையாகச் சாப்பிட்ட தால் குணமானதாகக் கூறினார். அதன் பிறகு சமைக்காத உணவு களை உண்ணச் செய்து பரிசோதனைகள் பல நிகழ்த்தினார்.

பின்னர் உணவியலுக்கான மருத்துவமனை ஒன்றை ஆரம்பித்துத் தனது வழிமுறைகளை போதித்தார். 21ஆம் நூற்றாண்டில்தான் இது பிரபலமடைந்திருக்கிறது.

உணவுகளைச் சமைப்பதால் அவற்றில் உள்ள செரிமானத்தை ஊக்கு விக்கும் வேதிப் பொருட்களும், நோய் எதிர்ப்பு சக்தி கொண்ட

சத்துக்களும், இயற்கையான என்ஸைம்களும் அழிந்து போகின்றன என்பது இந்த வகை உணவியலாளர்களின் வாதம்.

சமைப்பதனால் உணவுக்கு நச்சுத்தன்மை ஏற்படுகிறது என்று இன்னும் சிலர் சொல்கிறார்கள். சமைக்காத உணவு, தலைவலியைப் போக்கும்; உயர் ரத்த அழுத்தத்தைக் கட்டுப்படுத்தும். ஒவ்வாமையை நீக்கும்; நோய் எதிர்ப்பு சக்தியையும், நினைவாற்றலையும் அதிகரிக்கும்; வாதம் மற்றும் சர்க்கரை நோயையும் கட்டுக்குள் வைத் திருக்கும் என்பதும் இவர்களின் கருத்தாகும்.

அன்றாட உணவுகளாகப் பச்சைக் காய்கறிகள், பழங்கள், பழ ஜூஸ்கள், கொட்டைகள், விதைகள், முளைகட்டிய பயிர்கள், சமைக்காத முட்டை, இறைச்சி மற்றும் மீன், பதப்படுத்தாத பால் பொருட்கள் ஆகியவற்றைச் சாப்பிடலாம். நன்கு கழுவி விட்டுத் தான் உண்ணவேண்டும். குளிர் நிலையிலோ, இளம் சூட்டிலோ உண்ணலாம். ஆனால் 118^0 வெப்பத்தைத் தாண்டக்கூடாது. காளான்களைச் சமைக்காமல் சாப்பிடவே கூடாது.

பச்சையாக இறைச்சி மற்றும் மீன்களைச் சாப்பிடுவது நமக்குப் புதிதாக இருக்கலாம். ஆனால் ஜப்பான் போன்ற நாடுகளில் அவற்றைச் சமைக்காமல் அப்படியே சாப்பிடும் வழக்கம் உண்டு.

சமைக்காத உணவை உண்பதன் மூலம் உடலுக்கு ஏராளமான வைட்டமின்களும், தாது உப்புக்களும் கிடைக்கின்றன. இவற்றில் அடங்கியிருக்கும் ஃபைட்டோகெமிக்கல்களும், தாவரச் சத்துக் களும் புற்றுநோய் வரும் சாத்தியங்களைக் குறைக்கின்றன. நார்ச்சத்து செரிமானத்தை எளிதாக்கும். குறைவான கலோரிகளும் அதிகளவில் நார்ச்சத்தும் நிரம்பியிருப்பதால் எடைக்குறைவும் ஏற்படும்.

வெள்ளரி, கேரட், முள்ளங்கி, முட்டைக்கோஸ், பீட்ரூட், தக்காளி போன்றவற்றை சாலட் செய்து சாப்பிடலாம். கொத்தமல்லி, ப்ரொகோலி, கறிவேப்பிலை, வேப்பங்கொழுந்து, பச்சைப் பட்டாணி போன்றவற்றையும் சேர்த்துக் கொள்ளலாம். இவற்றில் நார்ச்சத்தும், வைட்டமின்கள் C மற்றும் E ஆகியனவும் நிரம்பியிருக்

கின்றன. ஆனால் இந்த உணவியல் முறையில் சில குறைபாடுகளும் உள்ளன.

சமைக்காத இறைச்சி மற்றும் மீன்களைச் சாப்பிடுவதால் வயிற்றுக்கோளாறுகள் ஏற்படலாம். ஈ.கோலி, சால்மோனெல்லா போன்ற தீங்கு விளைவிக்கும் பாக்டீரியா அவற்றில் நிறைய இருக்கும். எனவே குறிப்பாகக் குழந்தைகள், முதியோர் மற்றும் கர்ப்பிணிப் பெண்களுக்கு இந்த உணவு முறை உகந்தது அல்ல.

❋

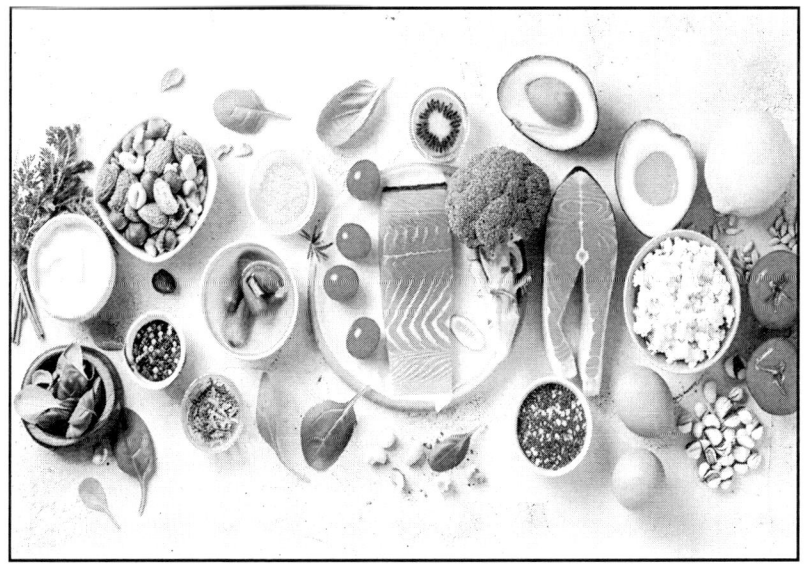

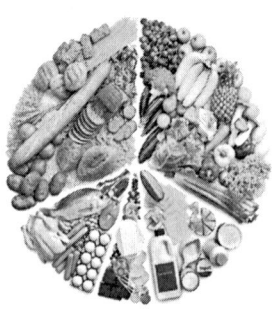

4. தாவரம் சார்ந்த உணவியல்
(Plant based diet)

இந்த முறை உணவியலில் பெரும்பாலான உணவுகள் தாவரத் திலிருந்து பெறப்படுவன. ஆனால் வேகன் முறையைப் போல மிகக் கறாராக அசைவ உணவுகளை இதில் ஒதுக்குவதில்லை. (வேகன் முறை அடுத்த அத்தியாயத்தில் விளக்கப்பட்டிருக்கிறது.) இறைச்சி, மீன் மற்றும் முட்டை ஆகியவற்றைக் குறைந்த அளவில் எடுத்துக் கொள்ள அனுமதிக்கிறது.

1980ஆம் ஆண்டு, அமெரிக்காவின் கார்னெல் பல்கலைக்கழகத்தின் ஊட்டச்சத்து உயிர் வேதியியலாளரான **டி. கொலின் கேம்ப்பெல்,** 'Plant based diet' என்ற சொல்லாடலை உருவாக்கினார்.

தாவரங்களில் இருந்து கிடைக்கும் ஃபைட்டோகெமில்கள், ஆன்டி ஆக்ஸிடன்டுகள் மற்றும் வைட்டமின்கள் உடலில் உள்ள செல் களுக்கு நோய் எதிர்ப்பு சக்தியை அதிகரிக்கின்றன. நோய் பரப்பும் நுண்கிருமிகளை எதிர்த்துப் போராடும் ஆற்றல் உடலுக்கு அதிகமா கிறது. உடலின் செல்களில் ஏதேனும் விபரீதமான மாறுபாடுகள் நிகழ்ந்தால் புற்றுநோயாக அவை மாறுவதற்கு முன்னர், அத்தகைய செல்களை இனங்கண்டு அழித்துவிடும். நோயெதிர்ப்பு ஆற்றல்

உடலுக்குத் தேவை; அதைத் தாவரங்கள் அதிகளவில் அளிக்கின்றன.

மேலே சொன்ன ஃபைட்டோகெமிக்கல்கள் மற்றும் ஆன்டி ஆக்ஸிடன்டுகள், உடலுக்குக் கேடு விளைவிக்கும் சூழல் மாசுகள், பதப்படுத்தப்பட்ட உணவுகள், பேக்டீரியா மற்றும் வைரஸ் போன்றவற்றைச் செயலிழக்கச் செய்துவிடும். இவை உடலில் வீக்கங்கள் ஏற்படுவதையும் தடுக்கும்.

அதிக உடல் பருமன் பல நோய்களையும் வரவழைத்து விடும். அதிகப்படியான எடை, வீக்கங்களை உண்டாக்கி ஹார்மோன் களின் சமநிலையைப் பாதித்துவிடும். தாவரம் சார்ந்த உணவியல் முறை உடல் எடையைச் சீராகப் பராமரிக்க உதவுகிறது.

தாவரங்கள் பலவற்றிலும் நார்ச்சத்து நிரம்பி இருக்கிறது. இது உடலில் உள்ள கொழுப்பின் அளவைக் குறைத்து சர்க்கரையின் அளவை உரிய விதத்தில் வைத்திருக்க உதவுகிறது. வயிற்றுக் கோளாறுகள் பலவும் வராமல் இது தடுக்கும். குறிப்பாக மலக்குடல் புற்றுநோய் வரும் சாத்தியங்களைக் குறைக்கும் ஆற்றல் தாவரங் களில் பொதிந்திருக்கும் நார்ச்சத்துக்கு உண்டு.

ஒவ்வொரு தாவர உணவிலும் என்னென்ன சத்துக்கள் உள்ளன என்பதை அறிந்து, அவற்றைச் சரியாக உட்கொண்டால், பல நோய்கள் தாக்காமல் நம்மை நாமே பாதுகாத்துக்கொள்ளலாம்.

ஆலிவ் எண்ணை, கொட்டைகள், விதைகள் போன்றன நல்ல கொழுப்புகள் உள்ளவை; உடலுக்கு நன்மை செய்பவை. பார்லி, ஓட்ஸ் போன்றன காலை ஆகாரங்களுக்கு உகந்தன. வல்லாரை, பசலை, சிறுகீரை, முளைக்கீரை, தண்டுக்கீரை முருங்கை மற்றும் அகத்திக் கீரைகள் போன்றன எளிதில் கிடைக்கும்; இவை சத்துக்கள் நிரம்பியவை. அடிக்கடி இவற்றை உணவில் சேர்த்துக் கொள்வது நல்லது.

எண்ணெயில் பொறித்துச் சாப்பிடுவதைத் தவிர்க்க வேண்டும். கோதுமை ரொட்டிகளும், சிவப்பு அரிசியும் சிறப்பானவை.

மாலை நேரச் சிற்றுண்டியாகக் காய்கறி சாலடுகளை எடுத்துக் கொள்ளலாம்.

பக்கவாதம், மூட்டுவாதம், மனநல பாதிப்பு, இதய நோய்கள், சர்க்கரை நோய் போன்றவற்றின் தாக்கம் இந்த உணவியல் முறையைப் பின்பற்றுபவர்களுக்குக் குறைவு என ஆராய்ச்சி யாளர்கள் கண்டுபிடித்திருக்கின்றனர்.

தாவரங்களுடன் அசைவ உணவுகளையும் எடுத்துக் கொள்ள அனுமதிப்பதால் இந்த வகை உணவியலை ஆம்னிவோர் டயட் என்பவர்களும் உண்டு. (ஆம்னிவோர் என்றால் மாமிசம் மற்றும் தாவரம் இரண்டையும் உண்பவர்கள் என்று அர்த்தம்.) ஆனால் இரண்டு வகை டயட்டுகளுக்கும் சில வேறுபாடுகளும் இருக்கத் தான் செய்கின்றன.

தாவரம் சார்ந்த உணவியலில் நார்ச்சத்தானது ஆம்னிவோரஸ் டயட்டைக்காட்டிலும் அதிகம்; ஆனால் புரதத்தின் அளவு குறைவு. ஆம்னினொவோரஸை விடத் தாவரம் சார் உணவியலில் உடல் நலம் அதிகம்.

❋

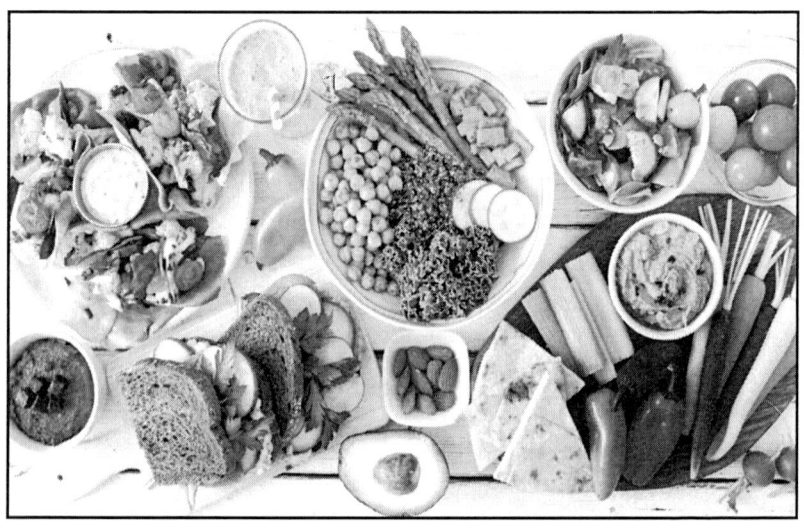

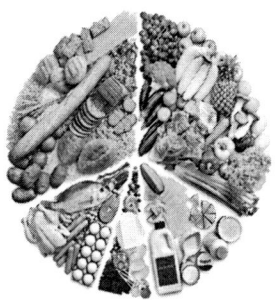

5. வேகன் டயட்
(Vegan diet)

வெஜிடேரியன் (Vegetarian) டயட் என்பதன் சுருக்கம்தான் 'வேகன் டயட்'. இந்த முறை உணவுகள் முழுக்க முழுக்கத் தாவரங்களில் இருந்து தயாரானவை. எந்த வடிவத்திலும் விலங்குகளோ அவற்றின் பொருட்களோ உணவில் பயன்படுத்தப்படுவதே இல்லை.

டொனால்ட் வாட்சன் என்ற இங்கிலாந்துக்காரர் விலங்கு உரிமை ஆர்வலர் ஆவார். 1944ஆம் ஆண்டு, வேகன் (Vegan) என்ற பெயரைச் சூட்டியவர் இவரே. தமது மனைவி டோரதி என்பவருடன் இணைந்து, அதே ஆண்டில் இங்கிலாந்தில், 'தி வேகன் சொசைட்டி' என்ற அமைப்பை உருவாக்கி இந்த வகை உணவியலைப் பிரபலப்படுத்தினர்.

அனைத்து வகை விலங்குகள், பறவைகள், மீன்கள், கடல்சார் வாழ் பிற உயிரினங்களின் இறைச்சி, முட்டை, பாலும் பால் சார்ந்த வெண்ணை, நெய், தயிர், மோர், பாலாடைக் கட்டி, பனீர், தேனீக்கள் உருவாக்கும் தேன் மற்றும் இதர பொருட்கள், விலங்குகளில் இருந்து பெறப்பட்டு உணவுகளைப் பதப்படுத்த உதவும்

ஜெலாடின் போன்ற அனைத்துமே வேகன் டயட்டில் தடை செய்யப்பட்டனவாகும்.

உயிர்க் கொலை கூடாது என்ற கோட்பாடு உடையவர்களும், சைவ உணவுப் பழக்கம் மட்டுமே கொண்ட சில சமூகத்தினரும் கடைப்பிடிக்கும் முறை இது. இந்த முறையால் விலங்குகள் நலம் பாதுகாக்கப்படுகிறது. அவற்றின் உரிமைகள் காப்பாற்றப்படு கின்றன.

கால்நடைகளை மிக அதிகமாக வளர்ப்பதால், சுற்றுச் சூழலுக்குக் கேடு விளைவிக்கும், 'பசுமை இல்ல வாயுக்கள்' அதிகம் வெளியா கின்றன; இது புவி வெப்பமடைவதற்கு வழிவகுக்கும்; அதிகப்படி மேய்ச்சலினால் காடுகளின் பரப்பளவு குறையும்; நீர்நிலைகள் மாசடையும். இவையெல்லாம் வேகன் உணவியல் முறையால் தடுக்கப்படுகிறது.

இந்த உணவியலில் அதிகளவு நார்ச்சத்து, வைட்டமின்கள் மற்றும் தாது உப்புக்கள் உட்கொள்ளப்படுகின்றன; அவை அனைத்துமே உடல்நலத்துக்கு ஏற்றவை. கெட்ட கொழுப்பின் அளவு குறைவதால் இதய நோய், சர்க்கரை நோய் மற்றும் சில வகைப் புற்றுநோய்கள் வருவதற்கான சாத்தியங்கள் குறைகின்றன. குறைவான கலோரி களே எடுத்துக் கொள்ளப்படுவதால் எடைக் குறைப்புக்கும் உகந்தது இது.

லென்டிஸ், பீன்ஸ்கள், பயறு வகைகள், கொட்டைகள், விதைகள் மற்றும்முழு தானியங்களில் இருந்து புரதச்சத்து கிடைக்கிறது. சிறுதானியங்கள், கைக்குத்தல் அரிசி போன்றவறிலிருந்து வைட்டமின் B12 கிடைக்கும். சூரிய ஒளியில் இருந்து வைட்டமின் D பெறப்படும். வால்நட், ஆல்கே எண்ணெய் போன்றவை ஒமேகா-3 கொழுப்பு அமிலங்களைக் கொடுக்கும். முருங்கை போன்ற கீரைகள், பயறுகள் மற்றும் சில தானியங்கள் இரும்புச் சத்துக் குறைபாடு ஏற்படாவண்ணம் செயல்புரியும். கீரைகள் மற்றும் சோயா தயிரில் இருந்து கிடைக்கும், 'டோஃபு' ஆகியன கால்சியம் சத்துக்களை அளிக்கும். அதிக அளவு சத்துக்கள் நிரம்பிய சோயா பாலை தாராளமாகச் சேர்த்துக்கொள்ளலாம்.

சோயா எண்ணெய்த் தயாரிப்பின்போது கிடைக்கும் மீல் மேக்கர், கோதுமைப் பசையில் இருந்து தயாரிக்கப்படும் செய்டான், சோயாவில் இருந்து தயாரிக்கப்படும் டெம்பே ஆகியன ஊட்டச் சத்துக்களும் சுவையும் நிரம்பிய வேகன் உணவுகளாகும்.

இந்த உணவியலைப் பின்பற்றும்போது, அனைத்துச் சத்துக்களும் சரியான விகிதத்தில் கிடைக்கவேண்டும் என்றால் வெவ்வேறு விதமான வேகன் உணவுகளை மாற்றி மாற்றிச் சாப்பிடுவது அவசிய மாகும். குறிப்பிட்ட சத்து போதுமான அளவு கிடைக்காவிட்டால் அதற்கெனக் கடைகளில் கிடைக்கும் சைவ சப்ளிமெண்டுகளையும் சேர்த்துக் கொள்ளலாம்.

வேகன் உணவு முறை சில சமயம் சத்துக் குறைபாடுகளுக்கு வழி வகுத்துவிடும். எலும்புகளின் வலிமை, நரம்பு மண்டலம் மற்றும் நோயெதிர்ப்பு ஆற்றல் ஆகியன பாதிக்கப்படலாம்.

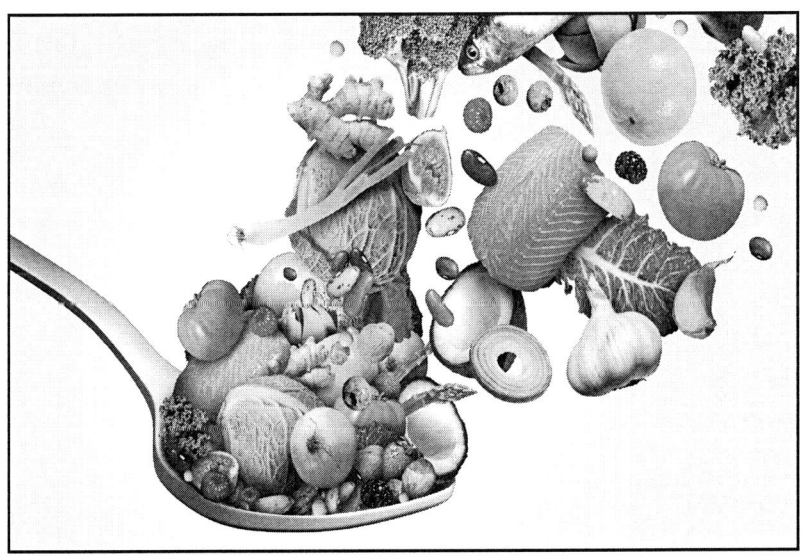

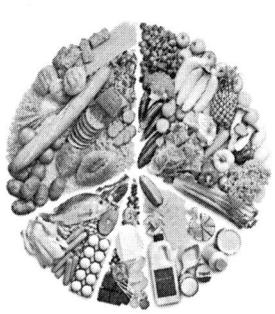

6. கார்னிவோர் டயட்
(Carnivore diet)

*1797*ல், ஸ்காட்லாந்தைச் சேர்ந்த ராணுவ மருத்துவரான *ஜான் ரோல்லோ எம்.டி.* என்ற மருத்துவர், கிழக்குக் கரீபியாவின் செயின்ட்லூஸியா தீவில் வசித்த பூர்வகுடிகளின் உணவுப் பழக்கத்தைப் பின்பற்றி, சர்க்கரை நோயாளிகளுக்கு இந்த வகை உணவுகளைக் கொடுத்து, நோயின் தாக்கத்தைக் குறைத்திருக்கிறார். 1921ஆம் ஆண்டு இன்சுலின் கண்டுபிடிக்கும் வரை கார்னிவோர் டயட் மிகப் பரவலாகப் புழக்கத்தில் இருந்தது.

'கார்னிவோர்' என்பது மாமிசத்தை மட்டுமே உண்பதைக் குறிக்கும் சொல். இந்த வகை உணவியலில் ஆடு, மாடு, எருமை, பன்றி, போன்ற விலங்குகளின் இறைச்சி மற்றும் அவற்றின் ஈரல், இதயம், சிறுநீரகம் போன்றவற்றுக்கும், கோழி, வாத்து, வான்கோழி, புறா போன்ற பறவைகள், முட்டைகள், மீன்கள் மற்றும் நத்தைகள், இறா, நண்டு லாப்ஸ்டர் போன்ற இதர கடல்சார் உணவுகள், குடிநீர் போன்றவற்றுக்குமே முக்கியத்துவம் அளிக்கப்படுகிறது. யோகர்ட், சீஸ் மற்றும் வெண்ணை போன்ற சிலவகைப் பால் பொருட்களையும் எடுத்துக் கொள்ளலாம். உப்பு, மிளகு மற்றும் மசாலாப் பொருட்கள் சேர்க்க அனுமதி உண்டு. காய்கறிகள், பழங்கள்,

தானியங்கள், பயறு வகைகள், விதைகள், கொட்டைகள் போன்ற தாவர உணவுகள் தவிர்க்கப்படுகின்றன. சாக்லெட், ஐஸ்கிரீம், சிப்ஸ், கேக், சோடா மற்றும் குளிர்பானங்கள் போன்றவையும் தடை செய்யப்பட்டவையாகும்.

கார்போஹைட்ரேட் என்னும் மாவுச்சத்தை முற்றிலுமாக நிராகரிப்பதால், இதை 'பூஜ்ய கார்ப் உணவு' எனவும் அழைப்பார்கள்.

மிகச் சிறிய அளவில் மாவுச்சத்துள்ள தாவர உணவுகளையும் எடுத்துக்கொள்ளலாம் எனச் சிலர் கருதுகின்றனர்.

பேலியோ டயட் மற்றும் கார்னிவோர் டயட் இரண்டுமே அதிகப் புரதம் மற்றும் குறைவான மாவுச்சத்து ஆகியவற்றை வலியுறுத்து கின்றன. இரண்டுமே பதப்படுத்திய மற்றும் பாக்கெட்டுகளில் அடைத்த உணவுகளைத் தடுக்கின்றன. ஆனாலும் இரண்டுக்கும் இடையே வேறுபாடுகள் உள்ளன.

கார்னிவோர் டயட் மாவுச்சத்தை முற்றிலுமாக நிராகரிக்கிறது. ஆனால் சர்க்கைரைவள்ளி, வெள்ளரிக் குடும்பக் காய்கள், பழங்கள், விதைகள், கொட்டைகள் மற்றும் நார்ச்சத்து மிக்க சில காய்கறி களைச் சேர்த்துக் கொள்ள பேலியோ டயட் இடம் தருகிறது.

தானியங்களையும் பயறு வகைகளையும் பேலியோ டயட் ஓரளவு அனுமதிக்கிறது. ஆனால் கார்னிவோர் டயட் அவற்றித் துப்புரவாக நீக்குகிறது. பேலியோ ஓரளவு பால் பொருட்களுக்கும், சர்க்கரைக்கும் இடம் தருகிறது. கார்னிவோர் பால் பொருட்களை ஏற்றாலும் சர்க்கரைக்கு ஒரேயடியாக 'நோ' சொல்கிறது.

பேலியோ நம் மூதாதையரின் உணவு என்ற பிம்பத்தை ஏற்படுத்து கிறது. ஆனால் கார்னிவோர் சத்துக்களையே முன்னிலைப்படுத்து கிறது. தற்காலத்தில்தான் இது பிரபலம் அடைந்து வருகிறது என்றாலும் ஆர்டிக் துருவப் பகுதிகளில் வசிக்கும் நாடோடிக் குழுக்கள், 1700களிலேயே இதைப் பின்பற்றி வந்திருக்கிறார்கள்.

2018ஆம் ஆண்டு, கலிஃபோர்னியாவின் ரெவெரோ என்ற மருந்து உற்பத்தி நிறுவனத்தின் தலைமை மருத்துவ அலுவலரும், எலும்பியல் அறுவை சிகிச்சை நிபுணரும் உலகளாவிய தடகள வீரருமான மருத்துவர் ஷாவ்ன் பேக்கர் என்பவர், 'The Carnivore Diet' என்ற

தலைப்பில் எழுதிய புத்தகம் வெளியான பிறகு இந்த முறை மிகவும் பிரபலமடைந்து விட்டது. எடையைக் குறைக்கவும், சர்க்கரை நோயின் வீரியத்தைத் தணிக்கவும் விரும்புகிறவர்கள் தேர்வு செய்யும் முறை இது. வலிப்பு நோயாளிகளுக்கும் உகந்தது.

தொடர்ந்து இந்த முறையைக் கடைப்பிடிப்பதால் ரத்தத்தில் உப்பு அமிலத்தின் அளவு அதிகமாவதாக ஆய்வுகளில் தெரிய வந்திருக்கிறது. மேலும் சிறுநீரகத்தில் கால்சியம் ஆக்ஸலேட் கற்கள் தோன்றும் ஆபத்தும் இருக்கிறது. சிலருக்குப் பக்க விளைவுகளாகத் தலைவலி, அஜீரணம் மற்றும் எரிச்சல் ஆகியன ஏற்பட வாய்ப்பிருக்கிறது. நார்ச்சத்து, வைட்டமின் C குறைவு போன்றவையும் ஏற்படலாம்.

புற்றுநோய் மற்றும் இதய நோய்கள் வரக்கூடிய சாத்தியங்களையும் மறுப்பதற்கில்லை. இந்த வகை உணவுக்குத் தேவையான கால்நடைகளை அளவுக்கதிகமாக வளர்க்கும்போது அவை வெளியிடும் 'பசுமை இல்ல வாயுக்களால்' புவி வெப்பம் அதிகமாகும் என ஆராய்ச்சியாளர்கள் கருதுகின்றனர்.

❋

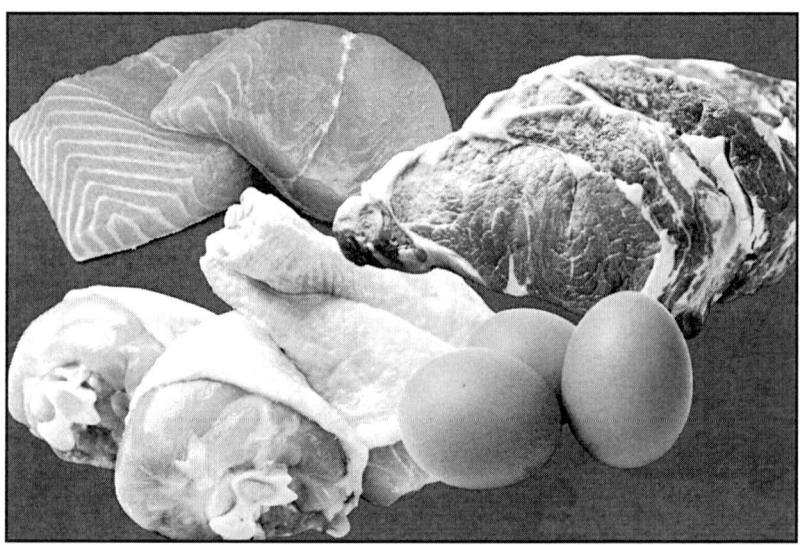

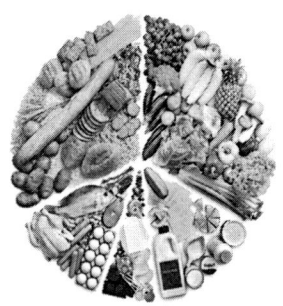

7. பெஸ்கடேரியன் டயட்
(The pescatarian diet)

'பெஸ்கடேரியன்' என்ற வார்த்தை பெஸ்க் என்ற இத்தாலிய வார்த்தையும் வெஜிடேரியன் என்ற ஆங்கில வார்த்தையும் சேர்ந்து உருவானது. பெஸ்க் என்றால் மீன் என்றும் வெஜிடேரியன் என்றால் சைவம் என்றும் பொருள். பெயரே ஆச்சரியம் தருகிறது அல்லவா? ஆம்! இந்த வகை உணவியலில் சைவ உணவுகளே முதன்மைப் படுத்தப்படுகின்றன. ஆனால் மீன் மற்றும் இறால், சங்குகள், சிப்பிகள் போன்ற கடல் சார் உயிரினங்களை மட்டும் புரதச் சத்துக்காகச் சேர்த்துக் கொள்ளலாம்.

குறிப்பாக இன்னார்தான் இந்த வகை உணவியலைக் கண்டு பிடித்தார் என்பதற்கான தரவுகள் ஏதும் இல்லை. எனினும் கறாராகத் தாவர உணவையே பின்பற்றியவர்களில் பலரும் 1993 ஆம் ஆண்டு முதல் மீனையும் தங்கள் உணவில் சேர்த்துக் கொண்டு, 'பெஸ்கடேரியன்' டயட்டுக்கு வித்திட்டிருக்கின்றனர்.

கடல்சார் உணவுகளில் அதிக அளவில் புரதம் உள்ளது. சால்மன், மத்தி, கானாங்கெளுத்தி, மற்றும் நெத்திலி வகை மீன்களில் ஒமேகா-3 கொழுப்பு அமிலங்கள் அதிகம். இவை இதய நலத்துக்கு

உகந்தன ஆகும். உயர் ரத்த அழுத்தம், ரத்தம் கட்டியாதல் மற்றும் திடீர் மாரடைப்பு போன்றனவற்றை இவை தடுக்கும்.

சுறா, சூரை போன்ற மீன்களின் இறைச்சியில் பாதரசம் கலந்திருப்பதால் மிகக் குறைவான அளவில் இந்த வகை மீன்களை உண்ணப் பரிந்துரைக்கிறார்கள்.

எண்ணெயில் பொறித்தெடுப்பதற்குப் பதிலாக, மீன்களை கிரில் செய்தோ, வேக வைத்தோ அல்லது குழம்பில் போட்டு சமைத்துச் சாப்பிடுவதோ நல்லது.

தாவர உணவுகளில் பழங்கள், பச்சைக் காய்கறிகள், முழு தானியங்கள், பயறு வகைகள், ஆலிவ் எண்ணெய், பருப்பு வகைகள், பீன்ஸ்கள், புதினா, கொத்தமல்லி, கீரைகள், கொட்டைகள் மற்றும் விதைகள் ஆகியவற்றை அதிக அளவில் சேர்க்கலாம்.

எலுமிச்சை வகைப் பழங்களில் வைட்டமின் C அதிகம் இருக்கும். அதேபோலத் துத்தநாகச் சத்து, கொட்டைகளிலும் விதைகளும் கூடுதலாக இருக்கும். முருங்கைக் கீரை போன்றவற்றில் இரும்புச் சத்து அதிகம். இவைகளையும் சேர்த்துக் கொள்ளலாம்.

பெஸ்கடேரியன் உணவியல் முறையில் கெட்ட கொழுப்புக்களுக்கு அதிக இடம் இல்லை; நார்ச்சத்தும் அதிகம். எனவே எடைக் குறைப்புக்கு ஏற்ற உணவியலாகும்.

அல்ஸைமர், மன அழுத்தம், சில வகைப் புற்றுநோய்கள், சர்க்கரை நோய் போன்றன தாக்கும் சாத்தியங்களையும் ஓரளவுக்கு இந்த உணவியல் முறை தடுக்கும் என ஆராய்ச்சியாளர்கள் கருதுகின்றனர்.

இந்த வகை உணவியலைப் பின்பற்றுவதற்கு முன்பாக, என்னென்ன சத்துக்கள் உங்களது உடலுக்குத் தேவை என்பதை முன்கூட்டியே தெரிந்து கொண்டு அதற்கேற்ப உணவுத் திட்டத்தை அமைத்துக் கொள்வது நல்லது.

பேக்டீரியா, வைரஸ், காளான் மற்றும் நுண்கிருமிகளால் ஏற்படும் நோய்களைத் தடுக்கும் ஃபைடோகெமிகல் எனப்படும் வேதிப்

பொருட்கள், வைட்டமின்கள், தாது உப்புக்கள் போன்றன தாவரம் சார்ந்த உணவுகளை உண்பதால் உங்கள் உடலுக்குக் கிடைக்கும்.

பெஸ்கடேரியன் உணவியல், சுற்றுச்சூழல் பாதிப்பைக் கணிசமாகக் குறைக்கிறது. ஆடு, மாடு மற்றும் கோழி இறைச்சிகளைத் தவிர்ப்பதால் - கடல் உணவுகளுடன் ஒப்பிடும்போது கணிசமான நிலம் மற்றும் நீரின் தேவைகளும் பசுமை இல்ல வாயு உமிழ்வும் குறையும். பொறுப்பான மீன்பிடி நடைமுறைகளை ஊக்குவிப்பதன் மூலம் ஆரோக்கியமான கடல் சுற்றுச்சூழலையும் மேம்படுத்தலாம்.

ஓவோ வெஜிடேரியன் டயட் என்பதும் பெஸ்கடேரியன் வகையைப் போன்றதுதான். இதில் தாவர உணவுகளுடன் அசைவத்தில் முட்டையை மட்டும் சேர்த்துக் கொள்வார்கள்.

லேக்டோ வெஜிடேரியன் டயட் என்பது தாவர உணவுகளுடன் பால் பொருட்களை மட்டும் சேர்த்துக் கொள்வதாகும்.

✺

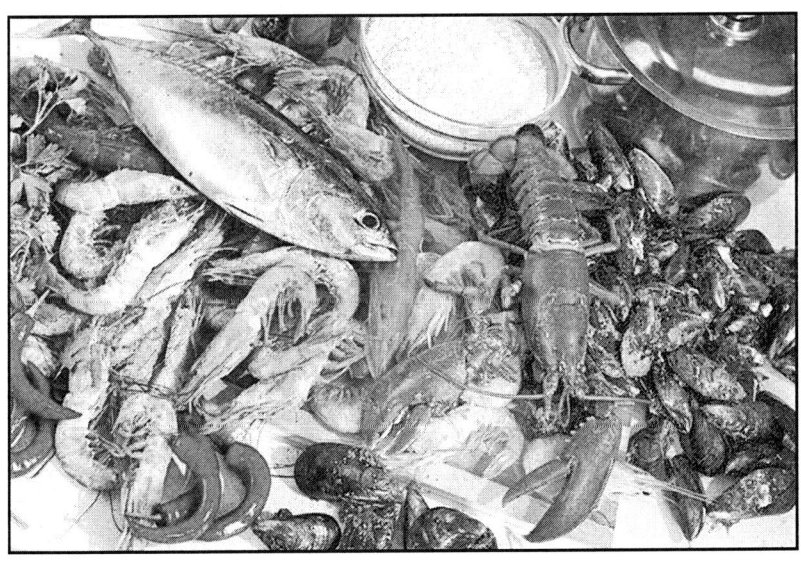

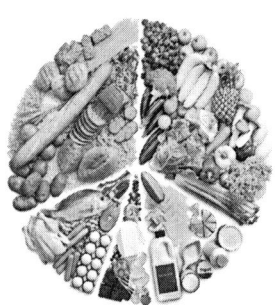

8. பேலியோ டயட்

பேலியோலிதிக் காலம் என்பது 10,000 ஆண்டுகளில் இருந்து 25,00,000 ஆண்டுகளுக்கு முந்தைய காலமாகும். பேலியோலிதிக் காலத்தில் வாழ்ந்த மனிதர்கள் சாப்பிட்டிருக்கக்கூடிய உணவுகளின் அடிப்படையில் அமைந்திருப்பது பேலியோ டயட். சுருக்கமாகச் சொன்னால் ஆதி காலத்தில் குகையில் வாழ்ந்த மனிதர்கள் உட்கொண்டதைப் போல பேலியோ உணவியல் அமைந்திருக்கும்.

பேலியோ ஓர் இயற்கை வழி உணவியல் (டயட்) முறையாகும். இதைக் கற்கால மனிதனின் உணவுப் பழக்கம் என்றும் சொல்ல லாம்.

நவீன வகை உணவுகளால்தான் பல விதமான வியாதிகளும் வரு கின்றன என்பது பேலியோ ஆதரவாளர்களின் வாதம்.

இந்த உணவியலின் அடிப்படையை உருவாக்கியவர் அமெரிக்காவில் இருக்கும் கொலராடோ ஸ்டேட் பல்கலைக்கழகத்தின் அறிவியல் ஆராய்ச்சியாளர் *லோரென் கோர்டைன்* (Loren Cordain) என்பவ ராவார்.

இந்த உணவியலைக் கடைப்பிடிக்கும்போது ஆரம்பத்தில் பசி உணர்வு அதிகமாக இருக்கும். கலப்படமில்லாத, தூய்மையான உணவுக்கு நமது உடல் பழக்கப்படச் சில நாட்கள் ஆகும்.

நவீன பேலியோ உணவியல் முறையில் பழங்கள், காய்கறிகள், இறைச்சி, மீன், முட்டைகள், கொட்டைகள் மற்றும் விதைகள் அடங்கியிருக்கின்றன. பதப்படுத்தாத வாழை, ஆப்பிள், பெர்ரி, ஆரஞ்சு, தர்பூசனி, பேரீச்சை, கொய்யா, பப்பாளி, எலுமிச்சை, திராட்சை, பேரிக்காய் போன்றவற்றை எடுத்துக் கொள்ளலாம். அதே போல மீன் மற்றும் இறைச்சி ஆகியன பதப்படுத்தியிருக்கக் கூடாது. தேன் ஒரு பேலியோ உணவுதான்.

தானியங்களை இந்த உணவியல் ஏற்காது. தக்காளி பேலியோவின் கீழ்தான் வரும். உப்பை வெகுவாகக் குறைத்திட வேண்டும். காஃபியைத் தவிர்த்துவிட்டு கிரீன் டீ அருந்துவது நல்லது.

சுருக்கமாகச் சொன்னால் அனைத்து வகை தானியங்கள் (கோதுமை, அரிசி, சோளம், ஓட்ஸ், பார்லி போன்றன), பதப்படுத்தப்பட்ட உணவுகள், சுத்திகரிக்கப்பட்ட சர்க்கரை, ரொட்டி ஆகியன பேலியோவில் விலக்கப்பட்ட உணவுகளாகும். பசும்புல்லை மேயும் பசுக்கள் தரும் பாலை அருந்தலாம். செயற்கை வகை இனிப்பு சேர்த்த பண்டங்கள் கூடாது.

மாவுச்சத்தில்லாத காய்கறிகளான கீரை, புதினா, பச்சைப் பட்டாணி முட்டைக்கோஸ், வெண்டை, கத்தரி போன்ற காய்கறிகள் பேலியோ உணவியலில் அடங்கும். பேலியோ வகை உணவுகள் குறைந்த அளவு கலோரிகளையும், அதிக அளவு சத்துக்களையும் கொண்டிருப்பதால் உடல் எடை குறைப்புக்கு மிகவும் ஏற்றதொரு முறையாகும்.

இதய நோய் உள்ளவர்கள், சிறுநீரகம் பழுதடைந்தவர்கள் மற்றும் முதல் வகை சர்க்கரை நோய் உள்ளவர்கள் பேலியோவைத் தவிர்க்க வேண்டும். இந்த வகை உணவியலைக் கடைப்பிடிப்பதற்கு முன்னர் மருத்துவரின் ஆலோசனையைப் பெறுவது மிகவும் முக்கியம்.

✺

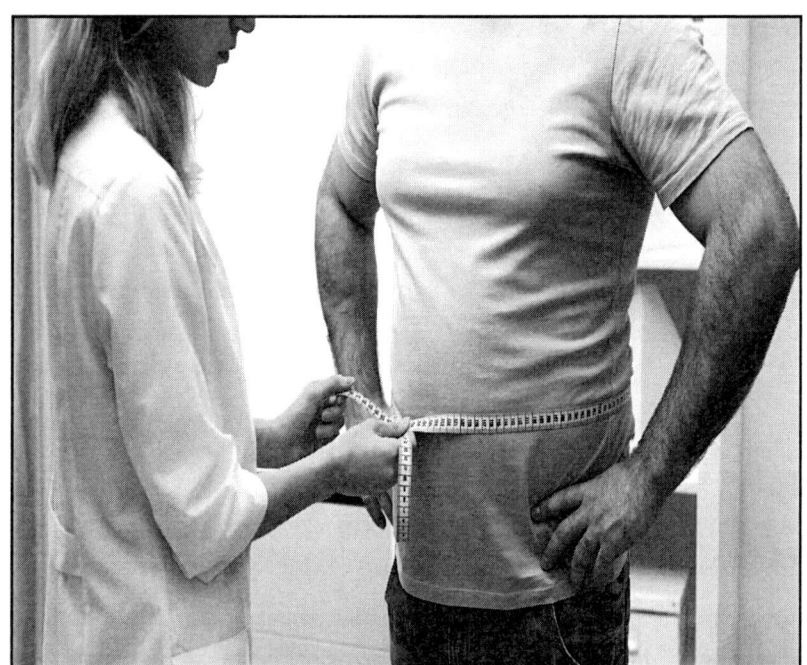

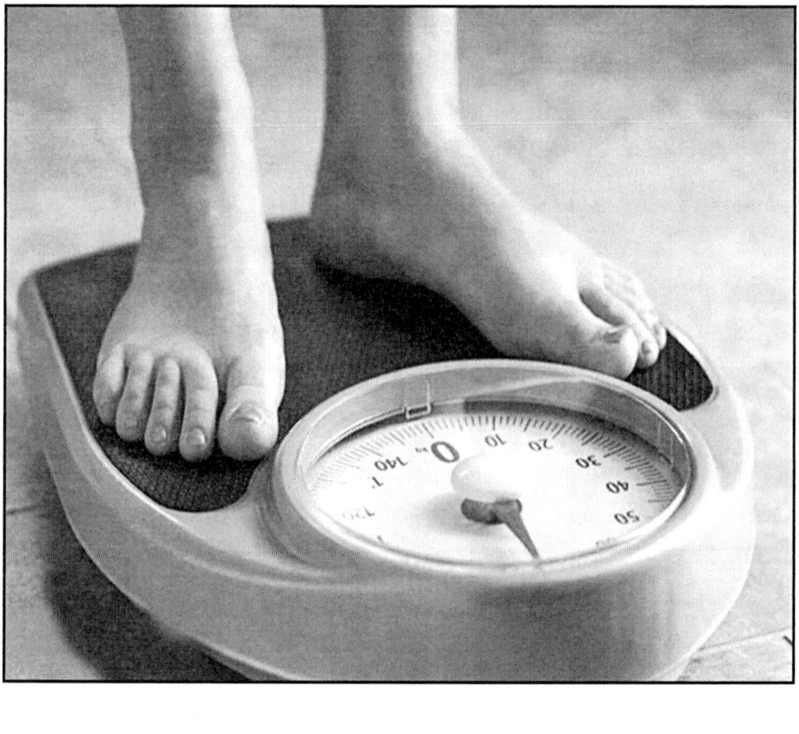

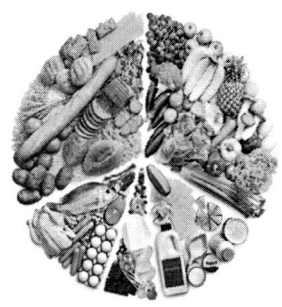

௯. ஃபிளெக்ஸிடேரியன் டயட்
(Flexitarian Diet)

'**ஃப்**ளெக்ஸிபிள்' (Flexible) மற்றும் 'வெஜிடேரியன்' (Vegetarian) என்ற இரு வார்த்தைகளும் இணைந்து உருவானதுதான் 'ஃபிளெக்ஸி டேரியன்' என்னும் டயட். இதை உருவாக்கியவர் உணவியல் நிபுணரான ***டான் ஜேக்ஸன் பிளாண்டர்*** என்னும் அமெரிக்கப் பெண்மணி.

ஃப்ளெக்ஸிடேரியன் உணவியல் முறையில் பெரும்பாலான தாவர வகை உணவுகளும் ஓரளவுக்கு அசைவம் மற்றும் மிருகங்களிடம் இருந்து பெறப்படும் பொருட்களும் ஏற்றுக்கொள்ளப்படுகின்றன. முழுக்க முழுக்கத் தீவிரமான சைவ உணவைப் பின்பற்றாமல், வளைந்து கொடுத்து (flexible) இருக்கும் இந்த உணவியலில் ஓரளவு அசைவத்துக்கும் இடமுண்டு.

இந்த வகை உணவியலில் பழங்கள், காய்கறிகள், பருப்பு வகைகள், அரிசி, பார்லி, ஓட்ஸ், பால், முட்டை, பாலாடைக்கட்டி போன்ற வற்றை அனுமதிக்கிறார்கள். வாரத்தில் ஓரிரு நாட்கள் மட்டும் அசைவம் எடுத்துக் கொள்ளலாம்.

சைவ உணவுப் பழக்கத்தின் நன்மைகளை - அசைவத்தை முழுக்க ஒதுக்கி விடாமலேயே அடைவது இந்த உணவியலின் சிறப்பாகும்.

இந்த வகை உணவியலில் நார்ச்சத்து நிரம்பிய உணவுகளை அதிகம் சாப்பிடுவதால் வயிறு நிறைந்த உணர்வு விரைவிலேயே ஏற்பட்டு விடும். அதனால் உட்கொள்ளும் உணவின் அளவும், கிடைக்கக் கூடிய கலோரிகளும் குறையும்; எடைக் குறைப்பும் ஏற்படும்.

அசைவ உணவுகளைப் பெருமளவு தவிர்ப்பதால் அவற்றால் கிடைக்கக்கூடிய சத்துக்களை இழக்க நேரிடும். ஆனால் அவற்றை ஈடுகட்டும் விதமாக சைவ உணவுகளில் சத்துக்கள் கூடியிருப்பதை உறுதி செய்ய வேண்டும். குறிப்பாக முட்டைகளைச் சேர்த்துக் கொள்வது நல்லது. அசைவ உணவுகள் உண்ணாததை அது ஈடு கட்டும். கூடுதல் புரதத்தைத் தரும்; அதே போல கால்சியம் மற்றும் வைட்டமின் டி நிரம்பிய பாலையும் சேர்த்துக் கொள்ளலாம்.

இதனால் இரும்புச்சத்துக் குறைபாடு, ரத்தசோகை போன்ற சில பக்க விளைவுகளும் ஏற்படுவதைக் கண்டறிந்திருக்கிறார்கள்.

அமெரிக்காவில் 15% நபர்கள் இந்த வகை உணவியலைப் பின்பற்று வதாகப் புள்ளி விவரம் சொல்கிறது. பெரு, மலேசியா மற்றும் சிலி ஆகிய நாடுகளில் இதைப் பின்பற்றுபவர்கள் அதிகம் பேர் இருக் கிறார்கள்.

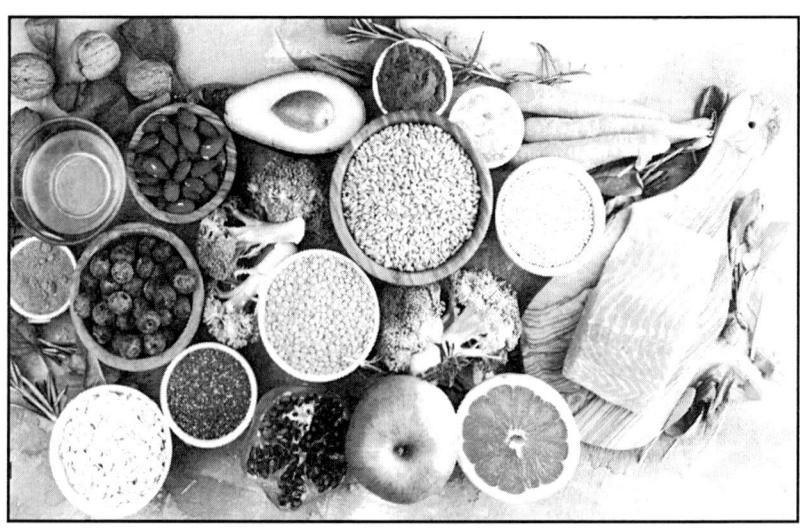

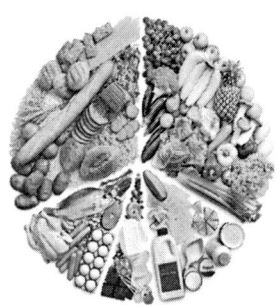

10. ரத்த வகை டயட்
(Blood Type Diet)

மனிதர்களின் உடம்பில் ஓடும் ரத்தம் O+, O-, A, B இப்படிப் பல வகைகளாகப் பிரிக்கப்பட்டிருக்கிறது அல்லவா? மனிதர்களின் ரத்த வகைகளுக்கேற்ப உணவுகளைத் தேர்ந்தெடுத்து உண்ண வேண்டும் என்பதை, 'ரத்த வகை டயட் (Blood Type Diet)' வலியுறுத்துகிறது.

இதைப் பலரும் ஆதரித்தாலும் குறிப்பிடத்தக்கவர் **பீட்டர் ஜே.டி.அடாமோ** என்ற அமெரிக்கர். இவருக்கு இயற்கை மருத்துவர், எழுத்தாளர், ஆராய்ச்சியாளர், கல்வியாளர், காலம் பற்றிய ஆய்வாளர், மென்பொறியாளர் என்ற பல அடையாளங்கள் இவருக்கு உண்டு.

புரதம் மற்றும் சர்க்கரை சேர்ந்த மூலக்கூறுகளை, 'லெக்டின்' என்பார்கள். இந்த லெக்டின்களை வெவ்வேறு ரத்த வகை கொண்ட மனிதர்கள் வெவ்வேறு அளவுகளில் ஜீரணம் செய்கிறார்கள் என்பதும் அவர்கள் தங்களின் ரத்த வகைக்குப் பொருந்தாத உணவு களைச் சாப்பிட்டால் அது பல உடல்நலக் குறைவுகளையும் ஏற்படுத்திவிடும் என்பதும்தான் இந்த வகை உணவியலின் அடிப்படை.

தங்களின் ரத்த வகைக்கு ஏற்ப உணவினை எடுத்துக் கொண்டால் ஆரோக்கியமாக வாழலாம் என்றும் இந்த உணவியலின் ஆதர வாளர்கள் சொல்கிறார்கள்.

உணவு நன்கு செரிமானம் ஆகும்; உடல் எடை குறையும்; அதிக சக்தியுடன் திகழலாம்; நோயின்றி வாழலாம் என்பதும் இந்த உணவியல் ஆதரவாளர்களின் கருத்து.

ஒவ்வொரு வகை ரத்த மாதிரியும் வெவ்வேறு பரிணாம வளர்ச்சிக் காலங்களைச் சேர்ந்தன என்பது இவர்கள் வாதம். உதாரணமாக 'O' வகை ரத்தம்தான் மிகப் பழமையான ரத்த வகை.

எனவே அந்த வகை ரத்தம் உடையவர்களுக்கு ஆதி காலத்தில் விலங்குகளை வேட்டையாடிய மனிதனுக்கு, விலங்குகளின் புரதம் எந்த அளவுக்கு உகந்ததாக இருந்ததோ அதே போன்ற உணவியலே மிகவும் பொருத்தமானது என்கிறார்கள். இவர்கள் அதிகப் புரதம் நிரம்பிய இறைச்சி, கோழிக்கறி, மீன் போன்றனவற்றைச் சேர்த்துக் கொள்ள வேண்டும்.

இதற்கு மாறாக 'A' வகை ரத்தம் உடையவர்கள் பிற்காலத்தில் விவசாயம் செய்யும் கூட்டமாக உருவெடுத்தவர்களாவர். இவர் களுக்கு சைவ உணவே சரியானது. இவர்கள் பழங்கள் மற்றும் காய்கறிகளை அதிகமாகச் சாப்பிடலாம்.

'B' வகை ரத்தம் கொண்ட நாடோடி மக்கள், கால்நடைகளை வளர்ப்பவர்களாக இருந்திருக்கிறார்கள். எனவே இவர்களுக்கு பாலும், பால் சார்ந்த பொருட்களும் ஏற்றனவாக இருக்கும். இவர்கள், மக்காச்சோளம், கோதுமை, தக்காளி போன்றவற்றைத் தவிர்க்கவேண்டும். கோழி இறைச்சியும் கூடாது. மாறாகப் பச்சைக் காய்கறிகள், முட்டை, குறைந்த கலோரி உள்ள பால் பொருட் களைச் சேர்த்துக் கொள்ளலாம்.

'AB' வகை ரத்தம் உடையவர்கள் A மற்றும் B வகைகளுக்கு இடைப்பட்டவர்கள். இவர்களின் உணவியலும் A மற்றும் B யின் கலவையாக இருக்கும்.

அதேபோல உடற்பயிற்சிகளும் ரத்த வகைகளுக்குத் தக்கபடி மாறும்.

யோகா பயிற்சிகள் A வகைக்காரர்களும், O வகைக்காரர்கள் கடுமையான ஏரோபிக் வகை உடற்பயிற்சிகளையும் மேற்கொள்ளலாம். ஆனால் இதுவரை இந்தக் கோட்பாடு விஞ்ஞானபூர்வமாக மருத்துவச் சான்றுகளுடன் நிரூபிக்கப்படவில்லை.

✹

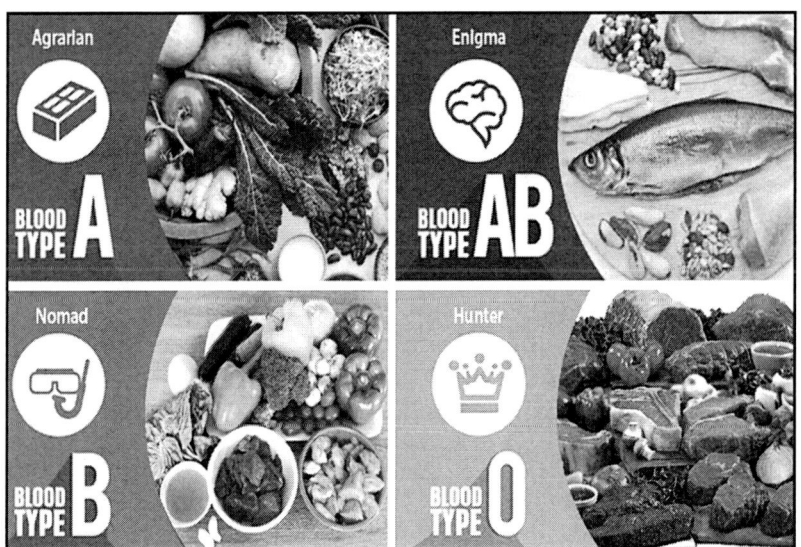

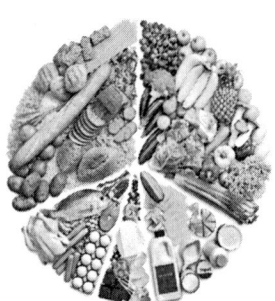

11. ஜி.எம்.டயட்

உணவியல் முறைகளில் ஜி.எம். டயட் (G.M.diet) என்பதும் ஒன்று. ஜெனெரல் மோட்டார்ஸ் என்ற நிறுவனம் தன்னுடைய நிறுவனத்தில் பணியாற்றும் பல ஊழியர்கள் கட்டான உடலமைப் போடு இல்லாமல், தொப்பையோடு இருப்பதைக் கவனித்து, அவர்களைச் 'சிக்'கென்ற உடல் வாகோடு, உரிய எடையை மட்டும் கொண்டிருக்க வேண்டும் என்பதற்காக உணவியல் ஆலோசகர்களின் அறிவுரைப்படி, 1985ஆம் ஆண்டு உருவாக்கிய டயட்தான் ஜி.எம்.டயட் எனப்படுகிறது.

அமெரிக்காவின் விவசாயத் துறை மற்றும் எஃப்டிஏ (Food and Administration) துறை மூலம் ஜோன்ஸ் ஹாப்கின்ஸ் ஆராய்ச்சி மையத்தில் பரிசோதிக்கப்பட்டுப் பரிந்துரைக்கப்பட உணவியல் (டயட்) இதுவாகும்.

பொதுவாக இந்த உணவு முறையை 7 நாட்கள் மட்டுமே கடைப்பிடிக்க வேண்டும். தேவைப்பட்டால் ஆறு மாதங்கள் கழித்து மீண்டும் பின்பற்றலாம்.

உடல் எடையைக் குறைக்கும் பலவித டயட்களில் இந்த முறை மிகவும் பாதுகாப்பனது; ஆரோக்கியமானது; விரைவானது. குறைந்த அளவு கலோரிகள் கொண்ட உணவைச் சாப்பிடுவதுதான் இதன் முக்கிய நோக்கம். ஏழே நாட்களில் 5 முதல் 8 கிலோ வரை எடையைக் குறைக்க முடியும். தொப்பையின் அளவு கணிசமாகக் குறையும். இதைத் திரைப்பட நட்சத்திரங்கள் உட்படப் பல பிரபலங்களும் கடைப்பிடித்து வருகின்றனர்.

இந்த உணவியல் முறையைப் பின்பற்றுவதற்கு முன்னர் மருத்துவரின் ஆலோசனையைப் பெறுவது நல்லது. இதை நடைமுறைப்படுத்தும் முதல் இரண்டு நாட்கள் மிகவும் கடினமாக இருக்கும். அதைத் தாண்டி விட்டால் நமது உடல் இந்த வகை உணவு முறைக்குப் பழக்கப்பட்டுவிடும்.

இந்த உணவியல் முறையை ஆரம்பித்த தினத்தன்று பழங்களை மட்டுமே சாப்பிட வேண்டும். எல்லாப் பழங்களையும் அல்ல. குறிப்பாக வாழைப்பழம் மற்றும் மாம்பழம் கூடாது. எலுமிச்சை, ஆரஞ்சு, ஆப்பிள், தர்பூசனி போன்றவற்றைத் தாராளமாக எடுத்துக் கொள்ளலாம். தேவையான அளவு தண்ணீர் குடிக்க வேண்டும்.

இரண்டாம் நாள் காய்கறி தினம். காலையில் ஒரே ஒரு வேக வைத்த உருளைக்கிழங்கை ஒரு டீ ஸ்பூன் வெண்ணையுடன் சேர்த்துச் சாப்பிடலாம். அதன் பின் வெள்ளரி, கேரட், தட்டைக்காய் போன்ற காய்களைப் பச்சையாகவும், முட்டைக்கோஸ் போன்றவற்றை வேக வைத்தும் சாப்பிடலாம். தண்ணீர் குடிப்பதைக் குறைக்கக் கூடாது.

மூன்றாம் நாள் பழங்களுடன் காய்கறிகளை எடுத்துக் கொள்ளலாம். வாழைப்பழம் மற்றும் உருளைக்கிழங்கு இப்போது வேண்டாம்.

நான்காம் நாளில் பால் குடிக்கலாம். கூடவே சில வாழைப்பழங் களையும் சேர்த்துக் கொள்ளலாம். தக்காளி, வெங்காயம், குடைமிளகாய் சேர்த்துச் செய்த சாலட் செய்தும் சாப்பிடலாம்.

ஐந்தாம் நாள் முளை கட்டிய பயறுகளை அதிகமாகச் சேர்த்துக் கொள்ளலாம். அத்துடன் பன்னீர், தக்காளி ஆகியவற்றையும்

எடுத்துக் கொள்ளலாம். விரும்பினால் மீல் மேக்கரை வேக வைத்தும் சாப்பிடலாம். காய்கறி சூப் மிகவும் நல்லது. அதிகமாகத் தண்ணீரும் குடிக்க வேண்டும்.

ஆறாவது தினத்தன்று, ஐந்தாம் நாள் எடுத்துக் கொண்டன வற்றையே மீண்டும் சாப்பிடலாம். தக்காளியைத் தவிர்க்க வேண்டும். விரும்புபவர்கள் 250 கிராம் அளவுக்கு கோழி இறைச்சி யையோ, மீன் உணவையோ சாப்பிடலாம்.

ஏழாவது நாளன்று பழச்சாறுகள், ஒரு கப் அரிசி சாதம், அரை பாகம் ரொட்டி மற்றும் காய்கறிகளை உண்ணலாம். தாராளமாகத் தண்ணீர் குடிக்க வேண்டும். விரும்பினால் ஜூஸ், டீ, காஃபி எடுத்துக் கொள்ளலாம். முக்கால் மணி நேர உடற்பயிற்சி இந்த 7 நாட்களிலும் அவசியம் செய்ய வேண்டும்.

நீண்ட நாட்கள் தொடர்ந்து இதைப் பின்பற்றக்கூடாது. அப்படிப் பின்பற்றினால் சத்துக் குறைபாடு, உடல் உறுப்புகளின் செயல் திறன் குறைதல், நீர்ச்சத்துக் குறைதல், சோர்வு போன்ற பக்க விளைவுகள் ஏற்படும் என்பதைக் கருத்தில் கொள்ள வேண்டும்.

✺

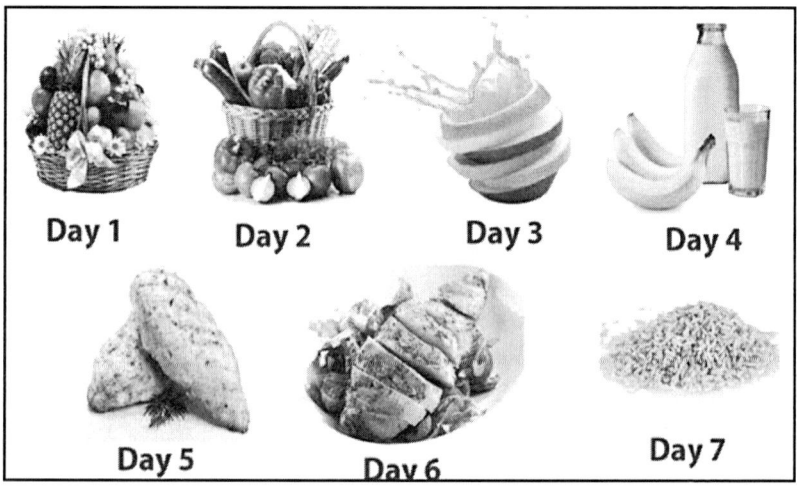

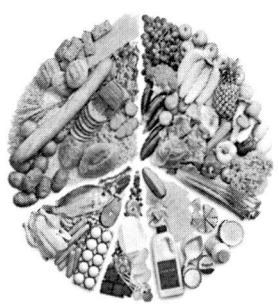

12. லோ - கார்ப் டயட்
(Low Carb)

குறைந்த அளவு மாவுச்சத்து (Carbohydrate) உள்ள உணவியல் முறைக்கு லோ - கார்ப் டயட் என்று பெயர். இந்த வகை உணவியல் முறை மாவுச்சத்துள்ள உணவுகளைக் குறைத்து, புரதம் மற்றும் ஆரோக்கியமான கொழுப்புள்ள உணவுகளையும், பழங்களையும் அதிகம் உண்ணச் சொல்கிறது.

1863ஆம் ஆண்டு, *வில்லியம் பான்டிங்* என்பவர் எடைக் குறைப்புக்கும் ஆரோக்கியத்துக்கும், குறைந்த மாவுச்சத்துள்ள உணவுகள் எந்த அளவுக்குப் பயனாகின்றன என்பதை விளக்கினார். அவரை 'லோ - கார்ப் உணவியல் முறையின் தந்தை' (Father of low carb diet) என்று அழைக்கின்றனர்.

கார்போஹைட்ரேட் நமது உடலுக்கு சக்தியைத் தருகிறது. உட்கொண்டவுடனோ அல்லது பிறகோ மாவுச்சத்திலிருந்து நமது உடல் சக்தியைப் பெறும். உடனடியாக அது பயன்படுத்தப்பட வில்லை என்றால் அது தசைகளிலோ அல்லது ஈரலிலோ சேமிக்கப் படுகிறது. அதை நமது உடல் பயன்படுத்தாவிட்டால், நமது உடல் அதைக் கொழுப்பாக மாற்றி விடும்; எடையும் கூடும்.

உடலின் எடையைக் குறைக்க விரும்புபவர்களுக்கு லோ-கார்ப் முறை மிகவும் சிறந்தது; ஆரோக்கியமானது. சரியாக இந்த உணவியல் முறையைக் கடைப்பிடித்து வந்தால் உடலில் உள்ள கொழுப்புகள் எரிக்கப்பட்டு உடல் எடை குறையத் தொடங்கும்.

பல விதமான சத்துக்களையும் உள்ளடக்கியதாக இருந்தால் லோ-கார்ப் உணவியல் முறை மிகச் சரியான தேர்வாகும். இதயத்தின் சீரான செயல்பாட்டுக்கு இது துணை செய்யும். இது நல்ல கொழுப்பின் அளவை அதிகப்படுத்தும்; கெட்ட கொழுப்பின் அளவைக் கட்டுப் படுத்தும்; உயர் ரத்த அழுத்தம் ஏற்படாத வண்ணம் பாதுகாக்கும்.

இதிலும் மூன்று வகைகள் இருக்கின்றன.

மிதமானது - நாளொன்றுக்கு 100 முதல் 150 கிராம் வரை மாவுச் சத்துள்ள உணவுகளை உட்கொள்வது.

ஓரளவு மிதமானது - 50 கிராம் முதல் 100 கிராம் வரை

கண்டிப்பானது- 50 கிராமுக்கும் குறைவு.

இந்த உணவியல் முறையைப் பின்வருமாறு கடைப்பிடிக்கலாம்:

நிலை 1 : 20 கிராமுக்கும் குறைவான மாவுச்சத்துள்ள உணவு களை 2 வாரங்கள் சாப்பிடுதல்

நிலை 2 : கூடுதலாக பாதாம் போன்ற கொட்டைகள் (nuts), குறைந்த மாவுச்சத்துள்ள காய்கறிகள் மற்றும் பழங் களைச் சேர்த்துக் கொள்ளுதல்

நிலை 3 : எடை இழப்பு இலக்கை அடையும் வேளையில் கொஞ்சம் கூடுதல் மாவுச்சத்தை எடுப்பது.

நிலை 4 : இதுவரை கடைப்பிடித்த மேற்படி முறையையே தொடருதல்

இந்த முறையைக் கடைப்பிடிக்கும்போது ரொட்டி, பாஸ்தா, உருளைக்கிழங்கு, அரிசி, பீன்ஸ், பால், சர்க்கரை, இனிப்பு வகைகள், ஐஸ்கிரீம், சோடா, குளிர்பானங்கள், வாழைப்பழம், திராட்சை மற்றும் ஆப்பிள் ஆகியனவற்றைத் தவிர்க்க வேண்டும்.

புரதச் சத்துள்ளதும் சவ்வற்றதுமான ஆட்டு இறைச்சி, கோழி மற்றும் பன்றி இறைச்சி, மீன், முட்டை, கீரைகள், காலிஃப்ளவர், ப்ரோக்கோலி, தேங்காய் எண்ணெய், ஆலிவ் எண்ணெய் இவற்றைச் சேர்த்துக் கொள்ளலாம்.

அதே போல நார்ச்சத்து நிரம்பிய உணவுகளையும் உட்கொள்ளலாம். இவற்றுடன் தொடர்ந்து உடற்பயிற்சியும் செய்தல் நலம்.

❇

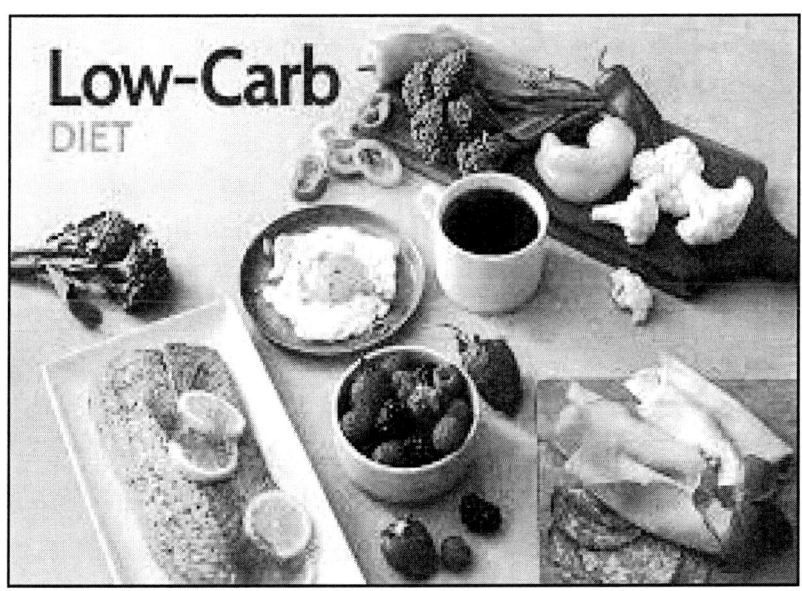

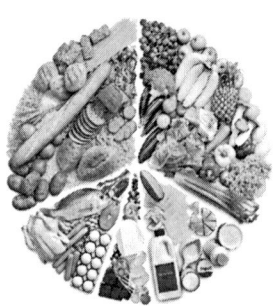

13. லோ ஃபேட் டயட்
(Low Fat Diet)

நாம் சாப்பிடும் அனைத்து உணவுகளும் கலோரிகளாக மாறி, நமது உடலுக்கு சக்தியை அளிக்கின்றன. நமது உடலின் அன்றாடச் செயல்பாடுகளுக்கு இந்தக் கலோரிகள் பயனாகின்றன. உடலில் எரிக்கப்படாத கலோரிகள் கொழுப்புக்களாக மாறி, உடற்பாகங் களில் படிகின்றன. இதுவே உடல் பருமனுக்கு முக்கியமான காரணமாகிறது.

ரத்தக் குழாய்களில் படிந்து, குழாய்களில் ரத்தம் செல்லும் வழி களைச் சுருக்கி, இதய நோய்கள் ஏற்படவும் காரணமாகின்றன. இப்படி உடலில் கொழுப்பு சேராமல் இருப்பதற்காகப் பின்பற்றப் படும் உணவியல் முறைதான் 'லோ-பேட் டயட் (குறைந்த கொழுப்பு உணவியல்)' என்பதாகும்.

1957ஆம் ஆண்டு, அமெரிக்கன் ஹார்ட் அசோசியேஷன் என்ற அமைப்பு, ரத்தக் குழாய்களில் கொழுப்புப் படிந்து உருவாகும் இதய நோய்களை இந்த வகை உணவியல் குறைக்கும் எனப் பரிந்துரை செய்தது.

1960களில் இந்த முறை உலகெங்கும் பரவலாகப் பின்பற்றப் பட்டது. இதய நோய் வரும் சாத்தியங்கள் அதிகம் உள்ளவர்கள் மட்டுமல்லாமால், பெருவாரியான மக்களும் இந்த உணவியலைப் பின்பற்ற ஆரம்பித்தனர்.

1980க்குப் பிறகு, பல மருத்துவர்களாலும், அரசாங்கங்களாலும், உணவு தயாரிப்பாளர்களாலும், ஆரோக்கிய உணவை வலியுறுத்து பவர்களாலும் பிரபலப்படுத்தப்பட்டது.

எல்லா வகையான கொழுப்புள்ள உணவுகளையும் தவிர்த்து, உணவில் கொழுப்பை மிகக் குறந்த அளவு எடுத்துக் கொள்ளுவதே இந்த முறையின் முக்கிய நோக்கம். அதாவது 15 முதல் 20% கலோரிகள் மட்டுமே கொழுப்பில் இருந்து நமது உடலுக்குக் கிடைக்கும்.

பாலும் பால் சார்ந்த பொருட்கள், மிருகக் கொழுப்பு, எண்ணெய், சாக்லெட்டுக்கள் போன்ற அனைத்தையும் தவிர்க்க வேண்டும். ஐஸ்கிரீம்களை அவசியம் ஒதுக்கி விடவும்.

முட்டையின் மஞ்சள் கரு, காய்கறிகள், பழங்கள் போன்றவற்றை அதிகமாகச் சாப்பிடலாம். கைக்குத்தல் அரிசியால் செய்த சாதத்தை எடுத்துக் கொள்ளலாம். தானியங்களை தாராளமாகச் சேர்த்துக் கொள்ளலாம். அசைவம் சாப்பிடுபவர்கள் மீன் உணவை உட்கொள்ளலாம்.

இறைச்சியில் உள்ள கண்ணுக்குத் தெரியும் கொழுப்புக்கள் அத்தனையையும் அகற்றிவிட்டு, அளவோடு சாப்பிடலாம். கோழி இறைச்சி சாப்பிடும்போது அதன் தோலைக் கட்டாயம் நீக்கி விட வேண்டும்.

தாளிப்பதற்கு எண்ணெய் அல்லது நெய்யை மிகக் குறைவாகப் பயன்படுத்த வேண்டும். கொழுப்பு நீக்கம் செய்யப்பட்ட பாலை அருந்தலாம்.

கீரைகள் மற்றும் உலர்ந்த பழங்களைத் தாராளமாகச் சேர்த்துக் கொள்ளலாம். பாக்கெட்டுக்களில் அடைத்த உணவுகள் மற்றும்

துரித உணவுகள் கொழுப்பைக் கூட்டி விடும். எனவே அவற்றைத் தவிர்ப்பது நல்லது. நார்ச்சத்து நிரம்பிய உணவுகள் எளிதில் ஜீரணம் ஆகும்; கொழுப்பும் அவற்றில் இராது. முறையாக உடற்பயிற்சியை மேற்கொள்வதும் கொழுப்பைக் குறைக்கும் ஒரு வழியாகும்.

சுருக்கமாகச் சொன்னால் எடைக் குறைப்பு, கெட்ட கொழுப்பு களின் அளவைக் குறைத்தல், சர்க்கரை நோயைக் கட்டுக்குள் வைத்திருத்தல் ஆகியன குறைவான கொழுப்பு உணவியலின் நன்மைகள். சில வகை அறுவை சிகிச்சைகளுக்கு முன்னர் உடல் எடையைக் குறைத்தாக வேண்டும். அப்போதும் இந்த வகை உணவியல் முறை கைகொடுக்கும். கொழுப்புக்கு மாற்றாக நாம் எடுத்துக் கொள்ளும் மேற்கூறிய இதர உணவுகளால் நமது ஆரோக்கியம் மேம்படும்.

இந்த உணவியல் முறையிலும் சில பாதகங்களும் உள்ளன. கொழுப்பைத் தவிர்த்துவிட்டு, அதிக அளவில் மாவுச்சத்து மிக்க பொருட்களை உண்டால் அதுவும் கெடுதல்தான். உடலுக்கு நல்ல கொழுப்பும் அவசியம். அதில் உள்ள ஒமேகா 3 அமிலங்கள், கொழுப்பை முற்றாகத் தவிர்ப்பதால் கிடைக்காமல் போய்விடும். குறைந்த காலத்தில் எடைக் குறைப்புக்கு உதவுமே தவிர, நீண்ட காலம் எடைக் குறைப்புக்கு இது உதவாது. மாறாக சரிவிகித உணவை எடுத்துக் கொள்ள வேண்டி வரும்.

✹

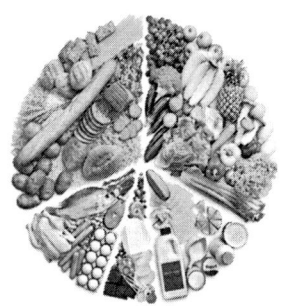

14. சோடியம் குறைவான டயட்
(Low sodium diet)

பெயரைப் பார்த்தாலே தெரிகிறதல்லவா இது குறைவாக உப்பைப் பயன்படுத்தும் டயட் என்று! அதிகப்படியாக நாளொன்றுக்கு 1,500 முதல் 2,400 மில்லி கிராம் வரை மட்டுமே உப்பை உணவில் சேர்த்துக் கொள்ள இந்த முறை அனுமதிக்கிறது. உயர் ரத்த அழுத்தம் உள்ள நோயாளிகளுக்குப் பரிந்துரை செய்யப் படும் உணவியல் முறை இது.

1900களின் முற்பகுதியில், உயர் இரத்த அழுத்த நோயாளிகளுக்கு உப்புக் கட்டுப்பாட்டைப் பரிசோதித்த பிரெஞ்சு விஞ்ஞானிகள் *அம்பார்ட் மற்றும் பியூஜார்ட்* என்பவர்கள், அதிக உப்பு உணவில் இருந்தால் அது உயர் இரத்த அழுத்தத்துக்குக் காரணமாகும் என்று பரிந்துரைத்தார்கள். அவர்களின் பணி இந்த உணவியலில் மேலும் ஆராய்ச்சிக்கு அடித்தளம் அமைத்தது.

சோடியம் உடலுக்கு மிகவும் தேவையான ஒன்றுதான். செல்களின் இயக்கம், உடல் திரவங்களின் சுரப்பைக் கட்டுப்படுத்துதல், ரத்த அழுத்தத்தைச் சீராக வைத்திருத்தல் போன்ற முக்கியமான செயல் பாடுகளுக்கு உப்பு தேவை.

இருந்தாலும் அதை அளவோடுதான் பயன்படுத்த வேண்டும். சாதாரணமாக 2 முதல் 3 கிராம் என்ற அளவில் நாம் எடுத்துக் கொள்ளும் தினசரி உணவில் உப்பின் அளவு இருக்கும்.

ஆனால் உடலில் அதிகமாக சோடியம் உப்பு சேர்ந்தால் அது உடலின் பாகங்களில் நீர்கோர்க்க வைத்துக் கால்கள், கணுக்கால்கள் மற்றும் கைகளில் வீக்கத்தை ஏற்படுத்தும்; சிறுநீரகங்களின் வேலைப் பளுவை அதிகரித்து, அவற்றின் செயல்திறனைப் பாதிக்கும்.

புதிதாகப் பறித்த காய்கறிகள் மற்றும் பழங்கள், தோல் உறிக்கப் பட்ட கோழி இறைச்சி, மீன், கொழுப்பற்ற ஆட்டிறைச்சி, உடைக்காத முழு தானியங்கள், அரிசி, பார்லி, உப்புப் போடாத பானங்கள், உப்பில்லாத நொறுக்குத் தீனிகள் ஆகியன ஏற்புடையன. மூலிகைகள், மசாலாக்கள் போன்றவற்றை உப்புக்குப் பதிலாக உணவுக்குச் சுவை கூட்டப் பயன்படுத்தலாம்.

பச்சைக் காய்கறிகள், பழங்கள் மற்றும் வேக வைத்த முட்டை ஆகியன சேர்க்கலாம். எலுமிச்சம்பழச் சாறை உப்புக்குப் பதிலாகப் பயன்படுத்தலாம்.

யோகர்ட்டில் சோடியம் குறைவு; கால்சியம் மற்றும் பொட்டாசியம் அதிகம்; எனவே இதை தாராளமாக சேர்த்துக் கொள்ளலாம்.

மளிகைக் கடைகளில் பொருட்களை வாங்குபோது எவற்றில் உப்பு குறைவாகச் சேர்க்கப்பட்டிருக்கிறது என்பதைக் கவனித்து வாங்க வேண்டும். வீட்டின் சாப்பாட்டு மேசை மீது உப்பு நிரப்பியிருக்கும் பாத்திரங்களை அப்புறப்படுத்தி விடுவது நல்லது.

வணிக ரீதியில் விற்கப்படும் ஊறுகாய்கள், சாஸ்கள், டின்களில் அடைத்து சந்தையில் விற்கப்படும் சூப்புகள், உப்புக்கண்டம், துரித உணவுகள் மற்றும் பதப்படுத்தப்பட்ட பொருட்களைத் தவிருங்கள்.

சைவ உணவுகளைவிட அசைவ உணவுகளில் உப்பின் அளவு அதிகம் இருக்கும்.

உணவில் இருக்கும் அதிகப்படியான உப்பு ரத்த அழுத்தத்தை அதிகரித்து, பக்கவாதம், மாரடைப்பு, இதயச் செயலிழப்பு, கண்

பார்வை பறிபோதல் மற்றும் சிறுநீரகக் கோளாறுகள் போன்றவற்றுக்கு வழிவகுக்கும்.

அதிக அளவு சோடியம் வயிற்றுப் புற்றுநோய்க்கும் காரணமாகி விடும். இதன் பாதிப்புகள் முற்றிய நிலையில்தான் வெளி வரும். எனவேதான் உப்பை, 'சைலன்ட் கில்லர்' என்பார்கள்.

✹

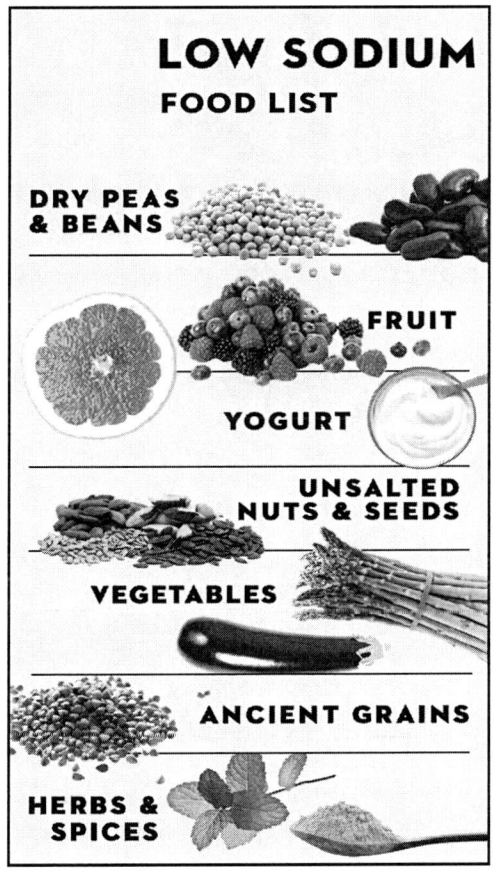

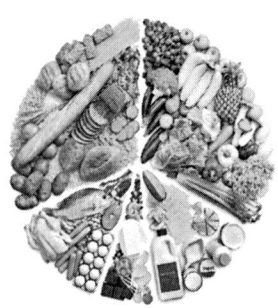

15. குளூட்டன் இல்லா டயட்
(Gluten free diet)

குளூட்டன் என்பது ஒரு வகைப் புரதம். அது கோதுமை, பார்லி மற்றும் சில தானியங்களில் இருக்கும். சிலருக்குக் காரணம் இல்லாமலேயே இந்தப் புரதம் ஒவ்வாமையை ஏற்படுத்தும்.

'செலியாக் நோய் (Celiac disease)' என்ற வியாதி உள்ளவர்களுக்கும் குளூட்டன் எதிர்விளைவுகளை உண்டாக்கிவிடும். செலியாக் நோய் என்பது, சிறுகுடலைச் சேதப்படுத்தும் ஒரு வகை நோய். செரிமானக் கோளாறுகளை உண்டாக்கிவிடும். குளூட்டன் புரதம் உள்ள உணவு களை உண்ணும்போது இந்த நோய் தூண்டப்படுகிறது. இது நீண்ட கால செரிமானப் பிரச்சனைகளை ஏற்படுத்தி, உடலுக்குத் தேவை யான அனைத்து ஊட்டச்சத்துக்களையும் பெறாமல் தடுத்துவிடும். இந்த வியாதி உலக மக்கள் தொகையில் 1-2% மக்களை பாதிக்கிறது. ஆனால் பலரிடமும் இந்த வியாதி கண்டறியப்படுவதும், சிகிச்சை யளிக்கப்படுவதும் இல்லை. அடையாளம் காணப்படாமலே போய் விடும் போது, ஆஸ்டியோபோராசிஸ் உட்படப் பல கடுமையான நோய்களுக்கும் காலக் கிரமத்தில் இது வழிவகுத்துவிடும். குழந்தை இறந்தே பிறப்பது, குறைப் பிரசவம், குறைவான எடையோடு

குழந்தை பிறப்பது போன்ற பலவும் நிகழலாம். சர்க்கரை நோய், தைராய்டு பிரச்சனைகள், தோலின் நிற மாற்றம் போன்ற பலவற்றோடும் தொடர்புடையது செலியாக் நோய். அப்படிப்பட்டவர்களுக்காக உருவாக்கப்பட்டதுதான், 'குளூட்டன் இல்லா டயட்'.

இந்த வகை உணவியல் உருவான விதம் சுவாரசியமானது. குழந்தைகளுக்கான மருத்துவத்தில் புகழ் பெற்றவர் நெதர்லாந்தைச் சேர்ந்த மருத்துவர் **வில்லெம் கரேல் டிக்கே** என்பவர் 'குளூட்டன் இல்லாத உணவியலின் முன்னோடி' என இவரைச் சொல்வார்கள். *1941* ஆம் ஆண்டு, இரண்டாம் உலகப் போரின்போது, கோதுமைத் தட்டுப்பாடு நிலவியது. அப்போது செலியாக் நோயால் பாதிக்கப்பட்ட குழந்தைகளுக்கு நோயின் தாக்கம் குறைவாக இருப்பதை இவர் கவனித்தார். அதைக் கருத்தில் கொண்டு, செலியாக் நோய்க்கு சிகிச்சையளிக்க கோதுமை இல்லாத உணவியலை உருவாக்கினார்.

ஜீரணக் கோளாறுகள், சாப்பிட்டவுடன் வயிற்றில் வாயு சேர்ந்து வயிறு உப்பிப் போதல், வயிற்றுப் பொருமல், முடக்கு வாதம் போன்றவற்றுக்கும் குளூட்டன் இல்லா டயட் உகந்தது.

கோதுமை, ரொட்டி, பாஸ்தா, பேக்கரி உணவுகள், பார்லி சேர்க்கப்பட்ட சூப்புகள், கஞ்சிகள், பார்லித் தண்ணீர், கம்பு தானியத்தால் செய்யப்பட்ட தின்பண்டங்கள், பதப்படுத்தப்பட்ட இறைச்சி, சாஸ்கள், எனர்ஜி பார்கள் போன்றவற்றில் குளூட்டன் உள்ளதால் அவற்றை விலக்கவேண்டும்.

குளூட்டன் இல்லா அரிசி, சோளம் போன்ற தானியங்களையும், பாதாம், தேங்காய், மீன், உருளைக்கிழங்கு, இயற்கையில் கிடைக்கும் பதப்படுத்தாத பால், பச்சைக் காய்கறிகள் மற்றும் பழங்களை எடுத்துக்கொள்ளலாம். குளூட்டன் கலக்காத மாவுகளில் தயாரிக்கப்பட்ட பேக்கரி உணவுகளுக்கும் தடையில்லை.

சில நிறுவனங்கள் உணவுப் பொருட்களின் லேபிள்களிலேயே Gluten-Free Certification Organization (GFCO) அல்லது Celiac Support Association (CSA) போன்ற நிறுவனங்கள் 'இந்த உணவு குளூட்டன் இல்லாதது' என்ற சான்றுகளை அளித்திருக்கும். அவை போன்ற சான்றிதழ்கள் இருக்கும் பொருட்களை தாராளமாகச் சாப்பிடலாம்.

குளூட்டன் உள்ள உணவுகள் வைக்கப்பட்ட பாத்திரங்களைத் தூய்மை செய்யாமல் அதிலேயே வைக்கப்படும் வேறு உணவுப் பொருட்களைச் சாப்பிட்டாலும் குளூட்டன் பாதிப்பு ஏற்படும்.

இன்னொன்றையும் நினைவில் வைக்க வேண்டும். குளூட்டன் இல்லா உணவுகள் அனைத்துமே ஆரோக்கியமானவை என்று சொல்லிவிட முடியாது. குளூட்டன் இல்லாத - பதப்படுத்தப்பட்ட - பல உணவுகளில் சர்க்கரை, உப்பு மற்றும் கெட்ட கொழுப்புகள் அதிகம் இருக்க வாய்ப்புண்டு.

ஃபோலாட், ரைபோஃப்ளேவின் மற்றும் நியாஸின் ஆகிய வைட்டமின் Bயின் வகைகள், குளூட்டன் இல்லா உணவுகளில் குறைவாகவே இருக்கும் எனபதையும் கவனத்தில் கொள்ள வேண்டும்.

இரும்புச் சத்து மற்றும் நார்ச்சத்துக் குறைபாடுகளும் நிகழலாம். எனவே உடலில் இவற்றின் அளவுகளை உரிய இடைவெளிகளில் பரிசோதித்துக் கொள்ளுவது அவசியம். சரிவிகித உணவுப் பட்டியலைப் பின்பற்றுவதும் மிகவும் முக்கியம்.

✺

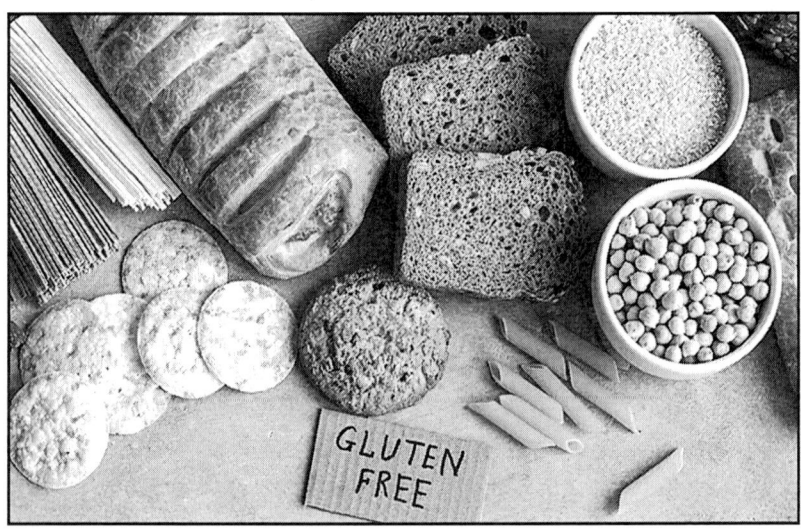

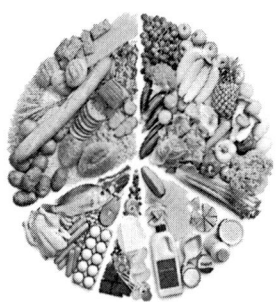

16. அயோடின் டயட்

அயோடின் என்பது உடலுக்கு இன்றியமையாத வேதிப் பொருட்களில் ஒன்று. 1811 ஆம் ஆண்டு, ஃபிரெஞ்சு வேதியியலாளர், 'பர்னார்ட் கோர்டோயிஸ்' என்பவர் அயோடினைக் கண்டு பிடித்தார். கடற்பாசி சாம்பலில் இருந்து அயோடின் கலந்த சோடியம் மற்றும் பொட்டாசியம் கூட்டுப்பொருட்களை அவர் பிரித்தெடுத்தார்.

தைராய்டு சுரப்பிகள் சுரக்கும் தைராக்ஸின் ஹார்மோன் உடலின் வளர்ச்சி மற்றும் வளர்சிதை மாற்றங்களைக் கட்டுப்படுத்தும். அது சுரக்க அயோடின் அவசியம் தேவை. மூளை வளர்ச்சி மற்றும் ஆரோக்கியமான அதன் செயல்பாடுகள் போன்றவற்றில் அயோடின் பெரும் பங்கு வகிக்கிறது. மனிதர்களின் அறிவாற்றல் மற்றும் ஒரு முகப்பட்ட கவனம் ஆகியவற்றுக்கும் அயோடின் தேவை. அயோடின் நுண்கிருமிகளை எதிர்த்துப் போராடும் ஆற்றல் கொண்டது என்பதால், உடலுக்கு நோய் எதிர்ப்பு சக்தியை அளித்து வியாதிகளிடம் இருந்து பாதுகாக்கிறது.

தோல் ஆரோக்கியத்துக்கும் அயோடினுக்கும் தொடர்பு உண்டு. சொறி, சிரங்கு, படைகள், எக்ஸிமா, முகப்பரு, தோல் அழற்சி

போன்றவை அண்டாமல் காக்கும் திறன் அயோடினுக்கு உண்டு.

மார்பகம், தைராய்டு மற்றும் ப்ராஸ்டேட் சுரப்பிகளில் ஏற்படும் சில வகைப் புற்றுநோய்களை அயோடின் தடுக்கும். பெண்களுக்கு அயோடின் குறைபாடு இருந்தால் அது மகப்பேறின்மை, கருச் சிதைவு மற்றும் குறைப்பிரசவம் போன்றவற்றுக் காரணமாகி விடும். தசைகளில் இருக்கும் செல்களுக்குச் சக்தி அளிக்க அயோடின் அவசியம் தேவை.

மொத்த மக்கள் தொகையில் மூன்றில் ஒரு பங்கு மக்களுக்கு அயோடின் குறைபாடு இருப்பதாகக் கண்டுபிடித்திருக்கிறார்கள்.

வயது மற்றும் சில காரணிகளைப் பொருத்து அன்றாட உணவில் அயோடினின் தேவையானது ஆளுக்கு ஆள் மாறுபடும். தோராயமாகப் பின்வரும் அளவுகளைக் குறிப்பிடலாம்:

பச்சிளம் குழந்தைகளுக்கு *50-130* mcg/day, சிறுவர்களுக்கு *65-150* mcg/day, பெரியவர்களுக்கு *150* mcg/day, கர்ப்பிணிப் பெண்களுக்கு *220-250* mcg/day, பாலூட்டும் தாய்மார்களுக்கு *250-290* mcg/day

அயோடின் கலந்த உப்பு, கடற்பாசி மற்றும் டூனா, காட் வகை மீன்கள், பிற கடல்சார் உணவுகள், முட்டையின் மஞ்சள் கரு, பால் பொருட்கள், ரொட்டி, தானியங்கள், பீன்ஸ் போன்றவை அயோடின் உள்ள உணவுகளில் சிலவாகும். அயோடின் தேவைக்கு அதிகமான அளவில் இருந்தாலும் பாதிப்புகளை உண்டாக்கிவிடும்.

அயோடினின் சமநிலை பிறழும்போது, தைராய்டு சுரப்பிகள் வீக்கம் அடைந்து ***'முன் கழுத்துக் கழலை'*** என்னும் நோய் தாக்கும். சோர்வு, தசைகள் பலவீனமடைதல் மற்றும் கூடுதல் உடல் பருமன் போன்றவையும் ஏற்படும். கிரெடினிஸம் எனப்படும் குன்றிய மூளை வளர்ச்சி, மற்றும் உடல் உறுப்புகளின் சரியான வளர்ச்சியின்மை நிகழலாம். சில வகைப் புற்றுநோய்களுக்கான சாத்தியங்களையும் மறுப்பதற்கில்லை. எனவே குறிப்பிட்ட கால இடைவெளியில் தங்களது உடலில் அயோடின் அளவைச் சரிபார்த்துக் கொள்வது அனைவருக்கும் நல்லது.

✸

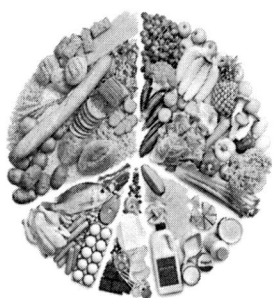

17. ஹெச்சிஜி டயட்
(HCG Diet)

ஹெச்சிஜி என்பது மனித உடலில் சுரக்கும் ஒரு ஹார்மோனின் பெயர். இதன் விரிவாக்கம் 'ஹ்யூமன் கோரியானிக் கொனாடோ ட்ரோபின் (human chorionic gonadotropin)'.

புரதத்தை அடிப்படையாகக் கொண்ட இந்த ஹார்மோன் மனித உடலிலேயே உருவாகிறது.

1954ஆம் ஆண்டு, *ஆல்பர்ட் சைமன்ஸ்* என்ற பிரிட்டிஷ் மருத்துவர் முதன் முதலில் எடைக் குறைப்புக்கு இந்த ஹார்மோன் உதவும் எனக் கண்டுபிடித்தார்.

ஹெச்சிஜி (hCG Diet) டயட் என்னும் உணவியல் முறை மூலம் தினசரி 0.5 முதல் 1 கிலோ வரை பட்டினி கிடக்காமலே உடல் எடையைக் குறைக்க முடியும்.

ஆனால் இந்த முறையைப் பல நாடு களிலும் ஆபத்தானது எனக் காரணம் சொல்லித் தடை செய்திருக் கிறார்கள். அவர் கண்டுபிடித்த உணவியல் முறையில் இரு அம்சங்கள் இருந்தன.

1) *நாளொன்றுக்கு 500க்கும் குறைவான கலோரி உள்ள உணவு களை மட்டுமே உட்கொள்ள வேண்டும்.*

2) *ஹெச்சிஜி ஹார்மோனை ஊசி மூலம் தினசரி எடுத்துக் கொள்ள வேண்டும்.*

தற்போது ஹெச்சிஜி ஊசியைத் தவிர, வாய் மூலம் உட்கொள்ளும் சொட்டு மருந்தாகவும், மாத்திரைகளாகவும், பூச்சுகளாகவும் சந்தையில் விற்பனையாகின்றன. பல இணைய தளங்களிலும் அவை கிடைக்கின்றன.

இந்த வகை உணவியலின் ஆதரவாளர்கள், இது உடலின் வளர்சிதை மாற்றத்தை அதிகரிக்கிறது என்றும் பெருமளவு கொழுப்பைக் கரைத்து விடுகிறது என்றும், அதே சமயம் பசியெடுக்கும் உணர்வு இல்லாமல் பார்த்துக் கொள்கிறது என்றும் சொல்கிறார்கள்.

மேலும் இது உடலின் பிற ஹார்மோன் சுரப்புக்களை ஆரோக்கிய மான விகிதத்தில் அதிகரிக்கச் செய்து, வளர்சிதை மாற்றத்தை ஊக்கு விக்கிறது என்றும் சொல்கிறார்கள்.

எடைக் குறைப்பு மற்றும் பசியின்மைக்கும் இந்த ஹார்மோனைச் செலுத்திக் கொள்வதற்கும் சம்பந்தம் எதுவுமில்லையென்றும், எடை குறைவதற்கான காரணம், மிகக் குறைவான கலோரிகள் உள்ள உணவை உட்கொண்டதுதான் என்றும் சிலர் வாதிடு கிறார்கள்.

இந்த வகை உணவியலில் மொத்தம் 3 நிலைகள் உள்ளன.

➤ *முதல் நிலை : ஹெச்சிஜி ஊசி மருந்தை எடுத்துக் கொள்ள வேண்டும். அதிகப்படியான கொழுப்புள்ள உணவுகளையும் அதிக கலோரிகள் உள்ள உணவுகளையும் 2 நாட்கள் எடுத்துக் கொள்ள வேண்டும்.*

➤ *இரண்டாம் நிலை : ஊசி மருந்து எடுப்பதைத் தொடர வேண்டும். வெறும் 500 கலோரிகள் மட்டுமே கொண்ட உணவை 3 முதல் 6 வாரங்களுக்கு எடுத்துக் கொள்ள வேண்டும்.*

> மூன்றாம் நிலை : ஹார்மோன் ஊசி மருந்து போட்டுக் கொள்வதை நிறுத்திவிட வேண்டும். இனிப்பு மற்றும் மாவுச்சத்துள்ள உணவுகளைத் தவிர்க்கலாம்.

மற்றபடி 3 வாரங்கள் அதிகப்படியாக உணவைச் சாப்பிடலாம்.

கடுமையாகக் குறைந்த அளவு கலோரிகள் உள்ள உணவை உட்கொள்ளும்போது தசையிழப்பு நேரிடுவது ஒரு பக்க விளைவாகும்.

✺

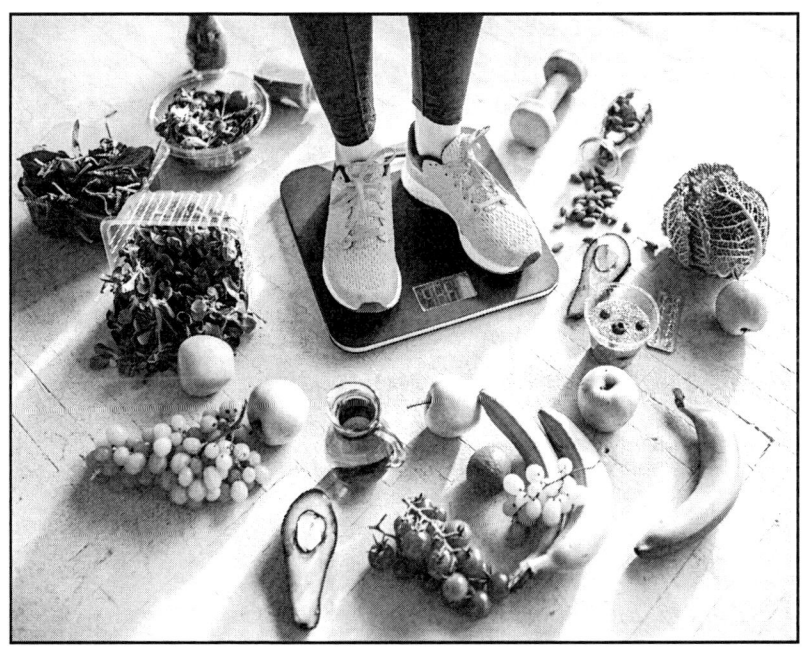

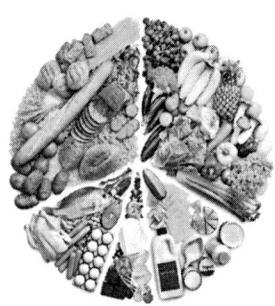

18. கீட்டோஜெனிக் டயட்

'கீட்டோஜெனிக்' என்ற உணவியல் முறையில் அதிக அளவு கொழுப்புச் சத்துள்ள உணவுகள் சேர்க்கப்பட்டு, மாவுச்சத்தும் சர்க்கரையும் தவிர்க்கப்படும். இதனால் உடலில் உள்ள கொழுப் பானது கீட்டோன்கள் மற்றும் மூலக்கூறுகளாகச் சிதைவுற்று ரத்தத்தில் கலக்கின்றன. அதனால்தான் இந்த உணவியலுக்கு இப்பெயர் ஏற்பட்டது.

1924 ஆம் ஆண்டு, ரஸ்ஸல் மோர்ஸெ வில்டெர் என்னும் அமெரிக்க மருத்துவர் தம்முடைய மாயோ கிளினிக் என்ற ஆராய்ச்சிசாலையில் மேற்கொண்ட ஆராய்ச்சியின் விளைவாக இந்த உணவியலை உருவாக்கி அதற்கு, 'கீட்டோஜெனிக் டயட்' என்ற பெயரையும் கொடுத்தார். இந்த வகை உணவியல் முறை அந்தக் காலகட்டத்தில் வலிப்பு நோயாளிகளுக்கு சிகிச்சையளிக்கும்போது கொடுக்கப் பட்டு வந்திருக்கிறது.

இது வளர்சிதை வீதத்தைச் சீராக்கி, இரத்தத்தில் அதிக அளவு குளுகோஸ் கலப்பதையும் தவிர்க்கும்; எடைக் குறைப்புக்கும்

உதவும்; வயிற்றுப் பகுதியில் சேரும் கொழுப்பின் அளவைக் கட்டுப்படுத்தும்; பசியெடுக்கும் உணர்வையும் மட்டுப்படுத்தும்.

இந்த உணவியலின் நான்கு முக்கிய அம்சங்கள்: வளர்சிதை மாற்றத்தில் நெகிழ்வுத் தன்மை கொண்டிருப்பது, உடம்பைக் கச்சிதமாக (ஃபிட்) ஆக வைத்துக் கொள்வது, சீரான மன நலம் பேணுவது மற்றும் இழந்த சக்தியை மீளப்பெறுவது.

இந்த வகையில் நாளொன்றுக்கு நமக்குக் கிடைக்கும் கலோரிகளில் 75% கொழுப்புகளில் இருந்தும், 20% வரை புரதத்தில் இருந்தும் 5%க்கும் குறைவான அளவு மாவுச்சத்திலிருந்தும் பெறலாம். இந்த முறையில் ஒரு நாளில் எடுத்துக்கொள்ளப்படும் மாவுச்சத்தின் அளவு 50 கிராமுக்கும் குறைவாகவே இருக்கும்.

இறைச்சி, பதப்படுத்தப்பட்ட மாமிசம், வெண்ணை, கொட்டைகள், விதைகள் தாவர எண்ணெய்கள், எண்ணெய்ச் சத்துள்ள மீன்கள் போன்றனவற்றைச் சாப்பிடலாம்.

இந்த உணவியலைக் கடைப்பிடிக்கும்போது அதிகப்படியான கீட்டோன் உற்பத்தியும் உடலுக்குக் கேடு விளைவித்துவிடும். அப்போது ரத்தத்தில் அதிக அளவு அமிலத்தன்மை சேர்ந்து கீட்டோ அஸிடியோஸிஸ் என்ற நிலையை ஏற்படுத்தி விடும். இது ஏற்பட்டால் உடலில் நீர்ச்சத்து மிகவும் குறையும்; தாகம் அதிகரிக்கும்; அடிக்கடி சிறுநீர் கழிக்க நேரிடும்; வயிறு வலி உண்டாகும்; சோர்வு, பெருமூச்சு, தலைவலி, பார்வை மங்குதல் ஏற்படும். முற்றிய நிலையில் கோமா அல்லது மரணம்கூட நிகழ வாய்ப்பு உண்டு!

எனவே உணவியலாளரின் ஆலோசனைப்படி கடைப்பிடிக்க வேண்டியது அவசியம்.

✺

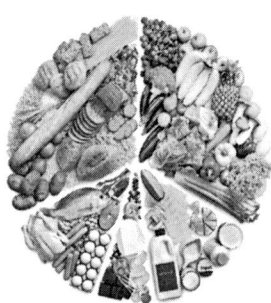

19. அட்கின்ஸ் டயட்

1960ஆம் ஆண்டு இதய நோய் நிபுணரான ராபர்ட் E. அட்கின்ஸ் என்ற அமெரிக்கரால் உருவாக்கப்பட்ட உணவியல் முறைதான், 'அட்கின்ஸ் டயட்'.

1972ஆம் ஆண்டு உணவியல் தொடர்பாக இவர் எழுதிய புத்தகம் மிக அதிகம் பிரதிகள் விற்பனையாகியிருக்கிறது. அதைத் தொடர்ந்து பலரும் இதே உணவியல் பற்றி எழுதி வருகிறார்கள். உலகின் பல பாகங்களிலும் அட்கின்ஸ் டயட் பின்பற்றப்படுகிறது.

இந்த உணவியல் முறை பசியைக் குறைத்துவிடும். எனவே இயற்கை யாகவே உட்கொள்ளும் உணவும் அதனால் கிடைக்கும் கலோரி களும் குறைந்து விடும். இதுவே எடை குறைவதற்கு முக்கியமான காரணமாகும்.

இவரது உணவு முறையில் மாவுச்சத்து குறைக்கப்பட்டு, புரதத்துக்கும் கொழுப்புக்கும் முக்கியத்துவம் அளிக்கப்பட்டுள்ளது.

ஆரம்பத்தில் இதில் அதிக அளவு கொழுப்பு சேர்த்துக் கொள்ளப் படுவதால் ஆரோக்கியமானதல்ல என்ற கருத்து நிலவியது.

கொழுப்பு, இதயத்தை பாதிக்கும் என்று பலர் வாதிட்டனர். ஆனால் கொழுப்புணவு சாப்பிடுவதற்கும் இதய நோய்களுக்கும் உள்ள தொடர்பு பற்றி சர்ச்சைக்குரிய விவாதங்கள் இன்றளவும் நடந்து வருகின்றன.

எவ்வளவு கிலோ எடையைக் குறைக்க விரும்புகிறார்கள் என்பதைப் பொருத்தே இந்த உணவியலைக் கடைப்பிடிக்கும் காலமும் மாறும். பொதுவாக 6 மாதங்கள் வரை ஒருவர் தொடர்ந்து இந்த உணவியலைக் கடைப்பிடித்து வந்தால் எதிர்பாக்கும் பலன்கள் கிட்டும். இதைக் கடைப்பிடிக்கும்போது ரத்தத்தில் இருக்கும் சர்க்கரை, கொழுப்புகளின் அளவு, ரத்த அழுத்தம் ஆகியன கட்டுப் பாட்டுக்குள் இருக்கின்றனவா என்று அடிக்கடி சோதித்துப் பார்த்துக் கொள்வது நல்லது.

இந்த உணவியல் முறை 4 நிலைகளைக் கொண்டிருக்கிறது.

முதல் நிலை: நாளொன்றுக்கு 20 கிராமுக்கும் குறைவான மாவுச் சத்துள்ள உணவுகளை 2 வாரத்துக்கு எடுத்துக் கொள்ள வேண்டும். அதிகக் கொழுப்பு, அதிகப் புரதம் உள்ள உணவுகளையும் மாவுச் சத்து குறைவான கீரை போன்றனவற்றையும் சேர்த்துக் கொள்ளலாம்.

இரண்டாம் நிலை: கூடுதலாக கொட்டைகள், குறைந்த மாவுச் சத்துள்ள காய்கறிகள், கொஞ்சம் பழங்களைச் சேர்த்துக் கொள்ளலாம்.

மூன்றாம் நிலை : குறைக்க விரும்பிய அளவுக்கு எடையை அடைந்த வுடன் மாவுச்சத்துள்ள உணவுகளை ஓரளவு சேர்க்கலாம்.

நான்காம் நிலை : இன்னும் சற்று அதிகமாக ஆரோக்கியமான மாவுச் சத்துள்ள உணவுகளை எடுத்துக் கொள்ளலாம். நார்ச்சத்துள்ள உணவுகள், பழங்கள், காய்கறிகள் மற்றும் நல்ல கொழுப்பு ஆகியன பரிந்துரைக்கப்படுகின்றன. குளிர்பானங்கள், பழ ரசங்கள், கேக்குகள், மிட்டாய்கள், ஐஸ்கிரீம் போன்றனவற்றைத் தவிர்க்க வேண்டும்.

அரிசி, கோதுமை, பார்லி போன்றவற்றையும் நீக்கிவிட வேண்டும்.

அதிக அளவு மாவுச்சத்துள்ள பழங்களான வாழை, ஆப்பிள், ஆரஞ்சு, பேரிக்காய் மற்றும் திராட்சை, பீன்ஸ், உருளைக் கிழங்கு, சர்க்கரைவள்ளிக் கிழங்கு ஆகியவற்றை முதல் நிலையில் தவிர்த்து விட வேண்டும்.

ஆட்டிறைச்சி, மாட்டிறைச்சி, பன்றிக்கறி, கோழி இறைச்சி மீன், முட்டை, கீரை வகைகள் ப்ரகோலி, வெண்ணை, பாலாடைக் கட்டி, பாதாம், ஆலிவ் எண்ணெய், தேங்காய் எண்ணெய், போன்றவற்றைச் சேர்த்துக் கொள்ளலாம்.

தண்ணீர், காஃபி, கிரீன் டீ ஆகியவற்றை தாராளமாக அருந்தலாம்.

இந்த உணவியல் முறையில் வைட்டமின்கள் D, B6 மற்றும் B12, ஃபோலேட், துத்தநாகம், மற்றும் ஸெலேனியம் ஆகியன நிரம்பி யிருக்கின்றன.

சர்க்கரை நோயுள்ளவர்களுக்கு மிகவும் ஏற்றது அட்கின்ஸ் டயட். சர்க்கரை நோய் ஏற்படக்கூடிய சாத்தியம் இருப்பவர்களுக்கும், எடைக் குறைப்பை விரும்புபவர்களுக்கும் மிகவும் உகந்த உணவியல் முறை இதுவாகும்.

❋

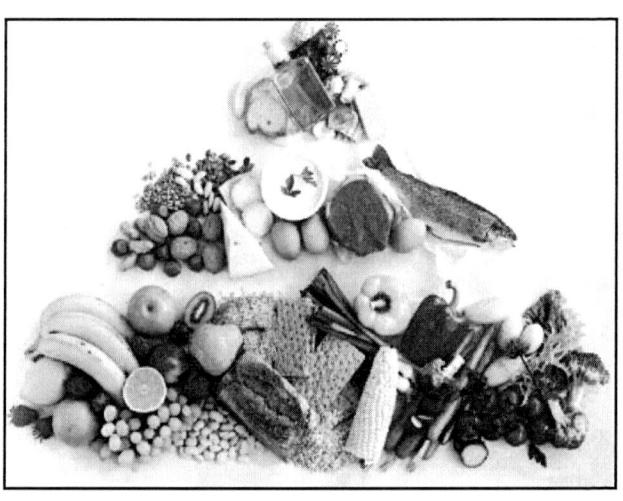

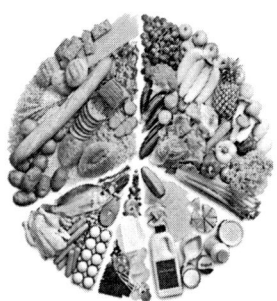

20. டூகான் டயட்
(Ducon diet)

பியர்ரி டூகான் என்பவர் ஃப்ரான்ஸ் நாட்டைச் சேர்ந்த மருத்துவர். அவர் உருவாக்கிய டயட் முறையானது அவரது பெயராலேயே அழைக்கப்படுகிறது.

1970களில் அதிக உடல் எடை கொண்டிருந்த தமது நோயாளி ஒருவருக்கு டூகான் சிகிச்சை அளிக்கும்போதுதான், உடல் எடைக் குறைப்புக்கெனவே பிரத்தியேகமாக உணவியல் முறை ஒன்றை உருவாக்க வேண்டும் என்ற எண்ணம் இவருக்கு ஏற்பட்டிருக்கிறது. இறைச்சி உண்பதைத் தவிர வேறு எதை வேண்டுமானாலும் தாம் விட்டுவிடத் தயாராக இருப்பதாக அந்த நோயாளி கூறியிருக்கிறார்.

தமது நோயாளிகளுக்குக் கொடுத்து, ஆராய்ச்சிகள் செய்து அதில் பலன் இருப்பதைக் கண்டறிந்த டூகான், 2000ஆவது ஆண்டில், 'The Dukan Diet' என்ற புத்தகத்தை எழுதி வெளியிட்டார். உலக அளவில் பிரபலமான அந்தப் புத்தகம் இதுவரை 70,00,000 எண்ணிக்கை விற்பனையானது; தொடர்ந்து விற்பனை ஆகிக்கொண்டும் இருக்கிறது.

எடைக்குறைப்பை ஏற்படுத்துவதே இந்த முறையின் முக்கிய நோக்கமாகும்.

இதுவும் அட்கின்ஸ் டயட்டைப் போலவே நான்கு நிலை களாகப் பிரிக்கப்பட்டிருக்கிறது. ஆனால் இரண்டுக்குமான விதிகள் மற்றும் உணவுக் கட்டுப்பாடுகள் வெவ்வேறானவை.

1. ஆரம்பக் கட்டம் : இதில் கடுமையான கட்டுப்பாடுகள் உண்டு. புரதம் அதிகமுள்ள இறைச்சி, மீன், முட்டை மற்றும் பால் பொருட்கள் மட்டுமே சேர்த்துக் கொள்ளப்படும்.

2. பயணக் கட்டம் : தேவைப்படும் எடை இலக்கை அடைந்த முதல் கட்டத்துக்குப் பிறகு இந்த நிலை தொடங்கும். காய்கறிகள் உணவுப் பட்டியலில் இடம் பெறும்; மாவுச்சத்துக்கு இடம் இல்லை.

3. தொகுப்புக் கட்டம் : இப்போது மெல்ல மெல்ல மாவுச் சத்துள்ள பொருட்களும், பழங்களும் ரொட்டி, பாஸ்தா போன்றனவும் அனுமதிக்கப்படும்.

4. நிலைப்படுத்தும் கட்டம் : நீண்ட நாள் தொடரும் இந்த இறுதிக் கட்டத்தில், சாதாரண உணவு முறைக்குத் திரும்பி விடலாம். அப்போதும்கூட வாரத்தில் ஒரு நாள் புரத உணவு களை மட்டுமே எடுப்பது நல்லது.

இனிப்புள்ள உணவுகள், சுத்திகரிக்கப்பட்ட மாவுச்சத்துள்ள பொருட்கள், அதிக அளவு கொழுப்புப் படிந்த உணவுகள், பதப் படுத்தப்பட்ட இறைச்சி வகைகள் போன்றவற்றுக்கு அனுமதி இல்லை.

ஆரம்பக் கட்டத்தில் விரைவாக எடைக்குறைப்பு ஏற்படும்; ரத்தத்தில் சர்க்கரையின் அளவு கட்டுப்படும்; திருப்தியாகச் சாப்பிட்ட உணர்வு ஏற்படும்.

கட்டுப்பாடுகள் மிகக் கடுமையானவை என்பதால் பின்பற்றக் கடினமானவை. இந்த முறையின் பலன்கள் அறிவியல் பூர்வமாக இன்னும் முழுமையாக நிரூபணம் ஆகவில்லை. சரியாகத் திட்ட மிடப்படாவிட்டால் ஊட்டச்சத்துக் குறைபாடு ஏற்படும் வாய்ப் பிருக்கிறது.

மிக விரைவில் எடைக்குறைப்பு ஏற்படவேண்டும் என விரும்பு பவர்களுக்கும், கறாரான உணவுக் கட்டுப்பாடுகளை மிகச் சரியாகப் பின்பற்றுபவர்களுக்கும், குறிப்பிடத்தக்க மாற்றங்களைத் தங்களது உணவுப் பழக்கத்தில் தயங்காமல் ஏற்றுக்கொள்ளும் மனப் பக்குவம் உடையவர்களுக்கும் இந்த முறை உகந்தது.

பிரபலப் பாடகியும் நடிகையுமான ஜென்னிஃபெர் லோபஸ் இந்த முறையைப் பின்பற்றித் தமது உடல் எடையைக் குறைத்திருக்கிறார்.

பசியோடு இருக்காமல், ருசியாகச் சாப்பிட்டுக் கொண்டே உடல் எடையைக் குறைக்க முடியும் என்பதால் இந்த முறை பலராலும் விரும்பப்படுகிறது.

✱

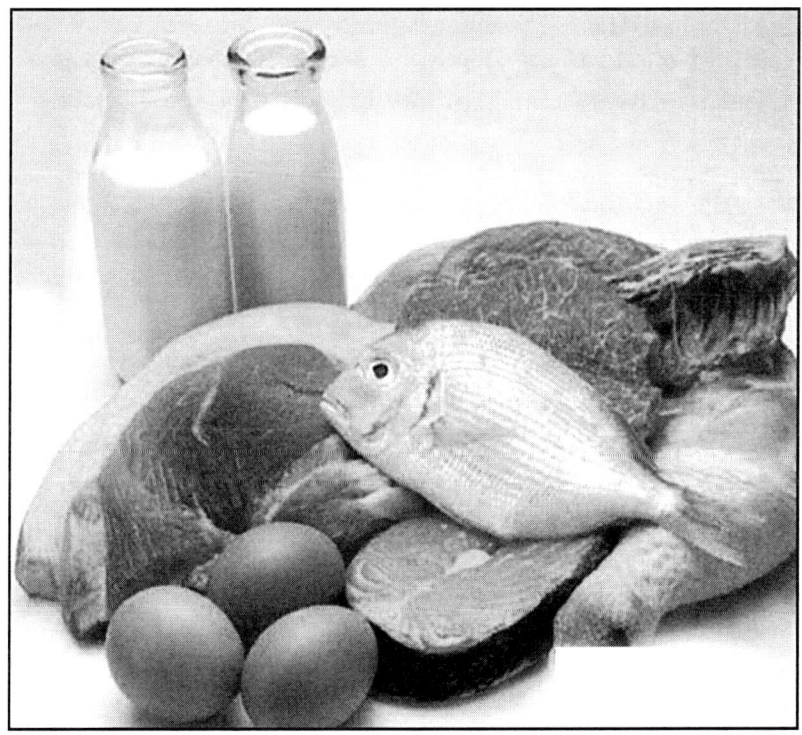

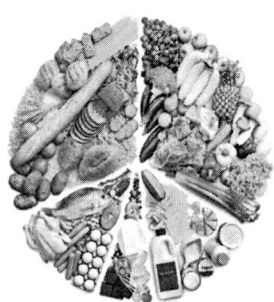

21. டேஷ் டயட்
(Dash Diet)

DASH என்பது Dietary Approaches to Stop Hypertension என்பதன் சுருக்கம். அதாவது 'உயர் ரத்த அழுத்தத்தை நிறுத்தும் உணவியல் முறை' என்று அர்த்தம். இது 1997ல் அறிமுகமானது.

உயர் ரத்த அழுத்தத்தைக் கட்டுக்குள் கொண்டுவர வேண்டும் என்ற நோக்கத்துக்காக அமெரிக்காவின் மேரிலேண்ட் பகுதியில் உள்ள National Institute of Health"s National Heart, Lung, and Blood Institute (NHBLI) என்ற அமைப்பின் மூலம் உருவாக்கப்பட்டது. அறிமுக மானதில் இருந்து பலரும் இதனை ஆய்வு செய்து வருகின்றனர். இந்த உணவியல் முறை தொடர்பாக கலிஃபோர்னியாவில் வசிக்கும் உணவியலாளரான மார்லா ஹெல்லெர் என்ற பெண்மணி நான்கு புத்தகங்களை எழுதியிருக்கிறார்.

இது ஒரு சரிவிகித, சத்துள்ள, நிலையான உணவியல் முறையாகும். இன்சுலின் எதிர்ப்பையும் மட்டுப்படுத்தும். அதிக உடல் பருமனை யும் குறைக்கும்.

யூ.எஸ்.நியூஸ் அண்ட் வேர்ல்ட் ரிப்போர்ட் அறிக்கையில், 2022ஆம் ஆண்டின் இரண்டாவது மிகச் சிறந்த உணவியல் முறை இதுவே

எனக் கூறப்பட்டிருக்கிறது. (மத்திய தரைக்கடல் உணவியல் (Mediterranean Diet) முறை முதலிடம் பிடித்திருக்கிறது. அது பற்றிப் பின்னர் பார்ப்போம்).

ரத்த அழுத்தத்தைக் கூட்டும் பொருட்களை உண்ணக்கூடாது என்பதுதான் இந்த உணவியலின் அடிப்படை. சோடியம் குறைவான தாகவும், பொட்டாசியம், மக்னீசியம் மற்றும் கால்சியம் அதிகமான தாகவும் உள்ள உணவுகளை உண்ணப் பரிந்துரை செய்கிறது.

இதைப் பின்பற்றுவதால் பலருக்கும் இதய நோய்கள் வரும் சாத்தியங்கள் குறைந்திருக்கின்றன. பக்கவாதம், சர்க்கரை நோய், நிறுநீரகக் கோளாறுகள், மற்றும் சில வகைப் புற்றுநோய்களையும் இது தடுக்கும். இந்த டயட் ரத்தத்தில் இருக்கும் கொழுப்பின் அளவையும் கட்டுக்குள் வைத்திருக்க உதவுகிறது.

இந்த உணவியலின்படி பழங்கள், காய்கறிகள், முழு தானியங்கள் மற்றும் கொழுப்பு/சவ்வு இல்லாத இறைச்சி, குறைந்த கொழுப்புள்ள பால் பொருட்கள், பீன்ஸ், மீன், தக்காளி, காலிஃப்ளவர், கிவி பழம், முட்டையின் வெள்ளைக் கரு மற்றும் கொட்டைகள் ஆகியவற்றை எடுத்துக் கொள்ளலாம்.

உப்பை மிகக் குறைவாகவே பயன்படுத்த வேண்டும். சர்க்கரையை யும் குறைவாகவே பயன்படுத்த வேண்டும்.

எண்ணெய் வகைகளில் ஆலிவ் எண்ணெய், அரிசித் தவிட் டெண்ணெய், சூரியகாந்தி எண்ணெய் போன்றவற்றைச் சேர்த்துக் கொள்ளலாம். வெண்ணை எடுத்த பால், தயிர், உருளைக்கிழங்கு, ஆப்பிள், ஆரஞ்சு, வாழைப்பழம், பேரீச்சம்பழம் ஆகியவற்றை எடுத்துக்கொள்ளலாம். இந்த உணவியலின்படி நாளொன்றுக்கு சுமார் 2000 கலோரிகள் உள்ள உணவுகளை ஒருவர் சாப்பிடலாம்.

தங்கள் ரத்தத்தில் அதிக அளவு பொட்டாசியம் மற்றும் பாஸ்பரஸ் உள்ளவர்கள் இந்த வகை உணவியலைத் தவிர்க்க வேண்டும்.

✸

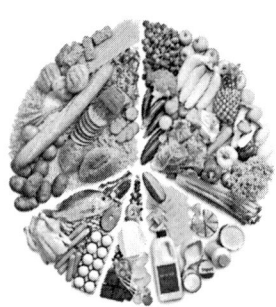

22. மத்தியதரைக் கடல் டயட்
(Mediterranean diet)

மத்திய தரைக்கடலை ஒட்டியிருக்கும் நாடுகளில் பின்பற்றப் படும் உணவியல் முறைதான் 'மெடிட்டரேனியன் டயட்'.

1975ஆம் ஆண்டில், இந்த உணவியலை உருவாக்கியவர் அமெரிக்க உயிரியலாளரான ஆன்ஸெல் கீஸ் என்பவர். மத்திய தரைக்கடல் பகுதியில் இருக்கும் கிரீஸ் நாட்டின் கிரெட் என்னும் தீவில் வசிக்கும் மக்களின் உணவுப் பழக்கத்தின் தாக்கத்தால் இதை உருவாக்கினார்.

பதப்படுத்தாத உணவுகள், ஆரோக்கியமான கொழுப்புகள் ஆகியனவே இந்த வகை உணவியலின் அடிப்படை.

அதிக அளவில் பழங்கள், பச்சைக் காய்கறிகள், முழு தானியங்கள் மற்றும் பயறு வகைகள் இந்த உணவியலின் முக்கிய அம்சங்கள். அத்துடன் நல்ல கொழுப்பு உள்ள ஆலிவ் எண்ணை, கொட்டைகள் மற்றும் விதைகளையும் எடுத்துக் கொள்ளலாம்.

சுத்திகரிக்கப்பட்ட தானியங்கள், இனிப்புச் சுவையுள்ள பானங்கள், செயற்கை இனிப்பேற்றிய பண்டங்கள், கெட்ட கொழுப்புள்ள உணவுகள் ஆகியவற்றை மெடிட்டரேனியன் டயட்டில் தடை செய்திருக்கிறார்கள்.

மிதமான அளவுக்குப் பால் பொருட்கள், முட்டைகள், கோழி இறைச்சி ஆகியவற்றுக்கும் அனுமதி உண்டு. குறைந்த அளவில் சிவந்த இறைச்சி (ரெட் மீட்) மற்றும் பதப்படுத்தப்பட்ட இறைச்சி சேர்க்கலாம். மீன் மற்றும் கடல் வாழ் உயிரினங்களை உணவில் தொடர்ந்து சேர்த்துக் கொள்ள வேண்டும்.

பக்கவாதம் மற்றும் இதய நோய்கள் வரும் வாய்ப்புக்களை இந்த உணவியல் முறை குறைக்கிறது; சர்க்கரை நோய்க்கான சாத்தியம் மட்டுப்படுகிறது; எடைக் குறைப்புக்கு உதவுகிறது; வயது மற்றும் உயரத்துக்கேற்ப எடையைப் பராமரிக்க முடியும். மேம்பட்ட அறிவாற்றல் செயல்பாட்டுக்கு வழிவகுக்கும்.

டிமென்ஷியா என்னும் மறதி நோயில் இருந்து பாதுகாப்பு அளிக் கிறது. மார்பகம், பெருங்குடல் மற்றும் ப்ராஸ்டேட் சுரப்பியில் ஏற்படும் புற்றுநோய்களுக்கான சாத்தியங்களைக் குறைக்கிறது.

முழு தானியங்கள், சிவப்பரிசி, கோதுமை ரொட்டி, கொண்டைக் கடலை, பீன்ஸ், கொத்தமல்லித் தழை, லென்டில்ஸ், பாதாம், வால்நட், பரங்கி விதைகள், நல்ல கொழுப்பு நிரம்பிய பொருட்கள், பூண்டு ஆகியவற்றை அதிக அளவில் சேர்க்கலாம்.

இதர உணவுப் பழக்கங்களை வழக்கமாக்கிக் கொண்டிருப்பவர்கள் மெல்ல மெல்ல இந்த முறைக்குத் திரும்பலாம். வெண்ணைக்கு மாறாக ஆலிவ் எண்ணையைப் பயன்படுத்த ஆரம்பிக்கலாம். பழங்கள் மற்றும் காய்கறிகளின் அளவைக் கூட்டலாம். மத்திய தரைக்கடல் நாடுகளின் சமையல் பாணியில் மீனை 'கிரில்' செய்து சாப்பிடப் பழகலாம்.

இந்த வகை உணவுகளுக்கென்றே இயங்கும் உணவகங்களில் உணவருந்தலாம்; இந்த உணவியலுக்கான சமையல் புத்தகங்களை வாசித்துப் புதுப் புதுப் பதார்த்தங்களைச் சமைத்து நீங்களும் சாப்பிட்டு, மற்றவர்களையும் அசத்தலாம்!

பழரச பானங்களை அருந்துவதை தினசரி வழக்கம் ஆக்கிக் கொள்ளலாம்.

டாஷ் வகை டயட்டுக்கும் மெடிட்டரேனியன் டயட்டுக்கும் சில முக்கியமான வேற்றுமைகள் உள்ளன.

டாஷ் டயட் உப்பைக் குறைக்கச் சொல்கிறது; மெடிட்டர்ரேனியன் டயட்டில் அப்படிக் கட்டுப்பாடு இல்லை. முன்னதில் மது, இனிப்பு பானங்கள் முற்றாகத் தடை செய்யப்பட்டிருக்கின்றன. இரண்டாவதில் ஓரளவு அவற்றுக்கு அனுமதி இருக்கிறது.

ஆய்வுகளின் முடிவில், மெடிட்டரேனியன் டயட் எடுத்துக் கொண்டவர்களின் இறப்பு எண்ணிக்கை, இதர உணவியலைக் கடைப்பிடித்தவர்களைவிடக் குறைவு என்பதும் இளம் வயதில் இறப்புகள் நேர்வது குறைந்திருக்கிறது எனவும் தெரியவந்திருக்கிறது.

2015-2020 Dietary Guidelines for Americans என்ற அமைப்பு, மெடிட்டரேனியன் டயட், டேஷ் டயட் மற்றும் வெஜிடேரியன் டயட் ஆகிய மூன்றையும் மிக ஆரோக்கியமான உணவியல் முறைகள் எனப் பரிந்துரை செய்திருக்கிறது. இதில் மெடிட்டரேனியன் டயட்டுக்கு முதலிடம் என்பது குறிப்பிடத்தக்கது!

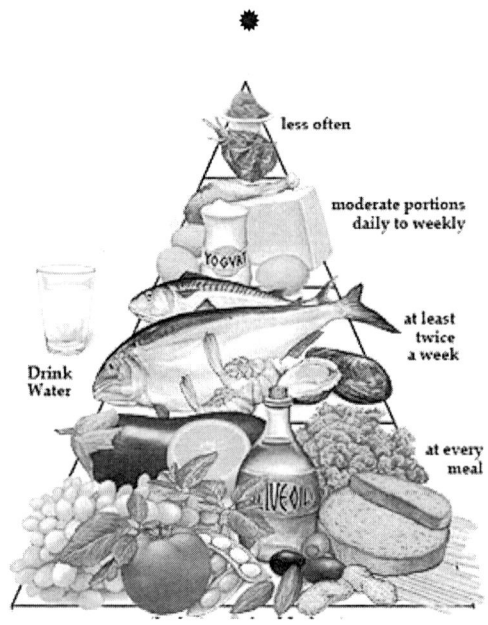

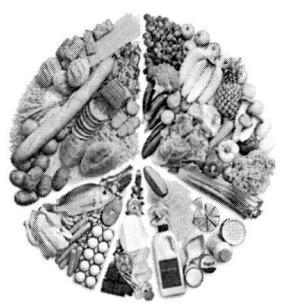

23. சௌத் பீச் டயட்
(South Beach diet)

பொதுவாகக் கண்டுபிடிப்புகளுக்கு அவற்றைக் கண்டுபிடித்தவர்களின் பெயரை வைப்பதுதானே வழக்கம்? ஆனால் ஒரு வகை டயட்டுக்கு அது உருவான இடத்தின் பெயரையே வைத்து விட்டார்கள் என்பது புதுமையான செய்திதானே?

ஆம்! சௌத் பீச் என்பது அமெரிக்காவின் தென்கிழக்கில் உள்ள ஃப்ளோரிடாவின் மியாமி பகுதியில் இருக்கும் ஒரு கடற்கரை. அங்கே பணிபுரிந்த இதய நோய் மருத்துவரான ஆர்த்தர் அகட்ஸ்டன் என்பவர் உருவாக்கிய உணவியல் முறைதான் சௌத் பீச் டயட்!

இதில் மாவுச் சத்து குறைவாகவும், புரதங்கள் அதிகளவிலும் இருக்கும். நல்ல கொழுப்புகளுக்கும் இடம் உண்டு. லோ கார்ப் டயட்டைப் போலக் கறாராக மாவுச் சத்துக்களை இதில் ஒதுக்க மாட்டார்கள்.

எடைக்குறைப்புக்கு இந்த உணவியல் முறை மிகவும் உதவும். இந்த உணவியல் முறை மூன்று படிநிலைகளைக் கொண்டது.

முதல் நிலை : முதல் இரண்டு வாரங்களுக்கானது இது. அனைத்து மாவுச்சத்துள்ள உணவுகளும் இந்தக் காலகட்டத்தில் தடை செய்யப்படும். சர்க்கரை, ரொட்டி, பாஸ்தா, பழங்கள் என்று எதையுமே தொடக்கூடாது! இறைச்சிகள், நல்ல கொழுப்புள்ள உணவுகள் மற்றும் காய்கறிகளுக்கு முக்கியத்துவம் அளிக்கப்படும்.

இரண்டாம் நிலை : அடுத்து தொடரும் காலத்துக்கானது இது. மெல்ல மெல்ல மாவுச்சத்துள்ள உணவுகள் புகுத்தப்படும். முழு தானியங்கள், பழங்கள் மற்றும் காய்கறிகளை அப்போது சாப்பிடலாம். இறைச்சிகள் மற்றும் நல்ல கொழுப்புள்ள உணவுகள் தொடரும்.

மூன்றாம் நிலை : இது பராமரிப்புக் காலம். குறைவான உணவு நிபந்தனைகள் மட்டுமே இப்போது நடைமுறையில் இருக்கும். மாவுச்சத்து, புரதம், கொழுப்புகள், நார்ச்சத்து அனைத்தும் கலந்த சரிவிகித உணவுக்கு முக்கியத்துவம் கொடுக்கப்படும்.

கோழி, வான்கோழி, மீன், சோயாவிலிருந்து தயாரிக்கப்படும் டோஃபு எனப்படும் தயிர், பயறு வகைகள், அவகாடோ, கொட்டைகள், விதைகள், ஆலிவ் எண்ணெய், பிரகோலி, கீரை வகைகள், சிவப்பரிசி, கோதுமை ரொட்டி, பால், யோகர்ட், சீஸ் போன்றன இடம் பெறலாம்.

இனிப்புகள், கேக்குகள், இனிபூட்டப்பட்ட குளிர்பானங்கள், வெள்ளை ரொட்டி, பதப்படுத்தப்பட்ட உணவுகள், டின்கள் மற்றும் பாக்கெட்டுகளில் அடைக்கப்பட்ட தின்பண்டங்கள், அதிக அளவு உப்பு சேர்த்திருக்கும் பண்டங்கள் ஆகியன தவிர்க்கப்பட வேண்டும்.

இந்த உணவியலைக் கடைப்பிடிக்கும்போது - குறிப்பாக முதல் நிலையின் போது உடல் எடை கணிசமாகக் குறையும்; ரத்தத்தில் இருக்கும் சர்க்கரையின் அளவு கட்டுப்பாட்டுக்குள் வரும்; இதய நோய்க்கக்கன சாத்தியங்கள் குறையும் என்று இதன் ஆதரவாளர்கள் சொல்கின்றனர்.

ஆனால் இது மிகவும் பிரபலமாக இருந்தாலும் சவுத் பீச் டயட்டால் விளைவதாகச் சொல்லப்படும் நன்மைகள் முழுமையாக அறிவியல் பூர்வமாக நிரூபிக்கப்படவில்லை.

முதல் நிலையின்போது உணவுகளுக்கான நிபந்தனைகள் மிகக் கடுமையாக இருப்பதால் கடைப்பிடிக்கப் பலரும் சிரமப்படுவார்கள்.

இது சர்க்கரை நோயாளிகள், கர்ப்பிணிப் பெண்கள் மற்றும் பாலூட்டும் தாய்மார்களுக்கு ஏற்றதன்று என்பது ஆராய்ச்சியாளர்கள் கருத்து.

✸

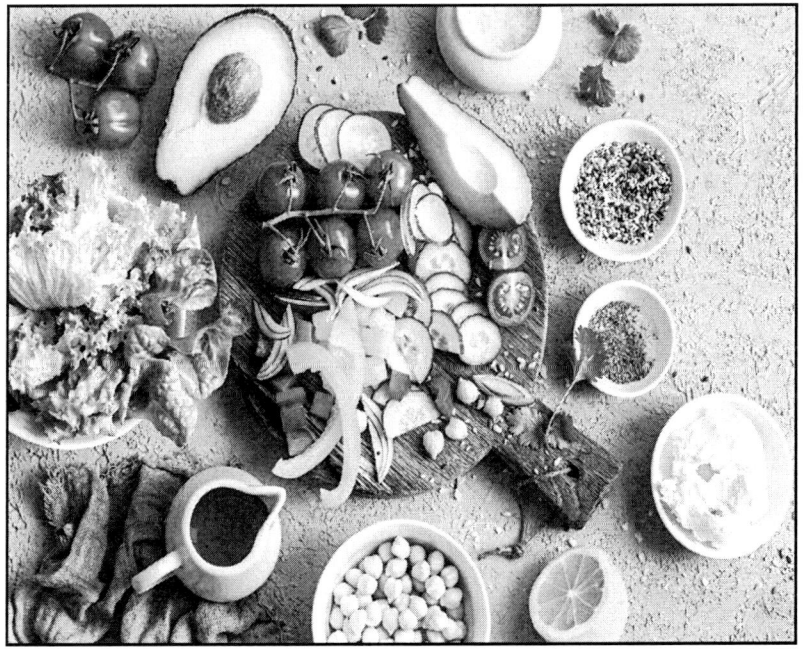

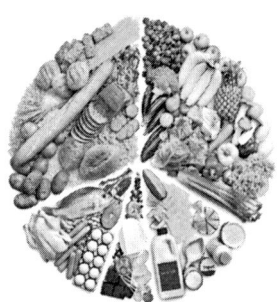

24. மண்டல (ஜோன்) டயட்
(Zone Diet)

முப்பது ஆண்டுகளுக்கு முன்னர் அமெரிக்காவைச் சேர்ந்த உயிர்வேதியிலாளரான டாக்டர் பேர்ரி சியர்ஸ் என்பவரால் உருவாக்கப்பட்ட உணவியல் முறைதான் ‘ஜோன் டயட்’. The Zone என்ற தலைப்பில் அவர் எழுதி, 1995ஆம் ஆண்டு வெளியான உணவியல் புத்தகம் உலக அளவில் ஒரு பெஸ்ட் செல்லர் ஆகும்!

மருத்துவர் பேர்ரி சியர்ஸ் அறிமுகப்படுத்திய இந்த உணவியலின் அடிப்படை, ஹார்மோன்களின் சமநிலையைப் பேணுவதாகும். குறிப்பாக இன்சுலின் மற்றும் குளுகோஜன் அளவுகளைச் சீராக வைத்திருப்பதும், எடைக் குறைப்பை உறுதி செய்வதும், ஒட்டு மொத்த உடல்நலத்தை மேம்படுத்துவதும், தடகள வீரர்களின் செயல்பாடுகளை முன்னேற்றுவதும் முக்கிய நோக்கங்கள்.

உங்களது உடலைக் குறிப்பிட்ட ‘ஜோன்’ எனப்படும் ‘உடலியங்கு மண்டலத்தில்’ கச்சிதமாகப் பொருத்தி வைத்திருக்க இந்த முறை பயனாகிறது என்பதனால் இதற்கு ‘ஜோன் டயட்’ என்று பெயரா யிற்று. குறிப்பிட்ட அந்த உடலியங்கு மண்டலத்தில் ஹார்மோன் களின் சுரப்புகள் உரிய நிலையில் பேணப்படும்; வீக்கங்கள்

தடுக்கப்படும்; புரதம், மாவுச்சத்து மற்றும் கொழுப்பு ஆகியவற்றின் விகிதங்கள் கச்சிதமாக மேலாண்மை செய்யப்படும். சுருக்கமாகச் சொன்னால் அந்த 'மண்டலத்தில்' உங்கள் ஒட்டுமொத்த உடல் நலனும் சிறப்பாகக் கையாளப்படும் விதத்தில் இந்த உணவியல் முறை இருக்கும்.

இந்த டயட்டை உருவாக்கிய பேர்ரி சியர்ஸ் குடும்பத்தைச் சேர்ந்த சிலர் மாரடைப்பின் காரணமாக இளம் வயதிலேயே இறந்து போனார்கள். தமக்கும் அதுபோல நிகழ சாத்தியங்கள் அதிகம் இருப்பதாகவும், அதிலிருந்து தப்பிக்க வழி ஒன்றைக் கண்டுபிடித் தாக வேண்டும் என்ற தீவிரமான அவரது எண்ணம்தான் இப்படி ஓர் உணவியல் முறையை அவர் உருவாக்கக் காரணமானது.

வீக்கம் (inflammation) மட்டுமே அதிக உடல் பருமனுக்கும் வியாதிகளுக்கும் விரைவில் முதுமை அடைவதற்கும் காரணம் என அவர் நம்பினார்.

ஜோன் டயட்டைக் கடைப்பிடிக்கும்போது, ஒவ்வொரு சாப்பாட் டிலும் 40% மாவுச்சத்தும், 30% புரதங்களும், 30% கொழுப்புகளும் கலந்திருக்கும்.

உடலில் இருக்கும் இன்சுலின் மற்றும் குளுகோஜன் அளவுகளை உரிய விகிதத்தில் பேணுவதனால் ஹார்மோன் சமநிலையை அடையலாம் என்பது இந்த உணவியலின் அடிப்படை.

இன்சுலின் மாவுச்சத்தோடு நேரடித் தொடர்புடையது என்பதால் கார்போஹைட்ரேட் எனப்படும் மாவுச்சத்துள்ள பண்டங்களைக் குறைவாக எடுத்துக் கொள்ள வேண்டும் என்பதை இந்த டயட் வற்புறுத்துகிறது.

ஒரே சமயத்தில் அதிகமாக உண்பதைக் கைவிட்டு, அதைப் பகுதி களாக இடைவெளி விட்டு உண்ணும் முறையை இந்த வகை உணவியல் அறிவுறுத்துகிறது. இதன் மூலம் ஹார்மோன்களின் சமநிலை பேணப்படும்; அதிகப்படியான இன்சுலின் சுரப்பு கட்டுக்குள் இருக்கும்.

கோழி, வான்கோழி, மீன், புதினா, காளான், பயறு வகைகள், ஆப்பிள், ஆரஞ்சு, பிளம்ஸ், வெள்ளரி, தக்காளி, காய்கறிகள், முழு தானியங்கள், நல்ல கொழுப்பிருக்கும் அவகாடோ, கொட்டைகள், விதைகள் மற்றும் ஆலிவ் எண்ணெய் போன்றவை பரிந்துரைக்கப் படுகின்றன.

இனிப்பான பானங்கள், சுத்திகரிக்கப்பட்ட தானியங்கள் மற்றும் மாவுச்சத்து நிரம்பிய காய்கறிகள், சமைக்காதபோது சிவப்பு நிறத்தில் இருக்கும் ரெட் மீட் எனப்படும் ஆட்டிறைச்சி, மாட்டிறைச்சி, பன்றியிறைச்சி, கொழுப்பு நிறைந்த பால் பொருட்கள் மற்றும் பதப்படுத்தப்பட்ட உணவுகள், சர்க்கரை அதிகம் உள்ள பழங்கள், உப்பு அதிகம் இருக்கும் ஊறுகாய்கள், கருவாடுகள், டப்பாக்களில் அடைக்கப்பட்ட தின்பண்டங்கள் மற்றும் துரித உணவகத் தீனிகள் போன்றவற்றை ஒதுக்க வேண்டும்.

✺

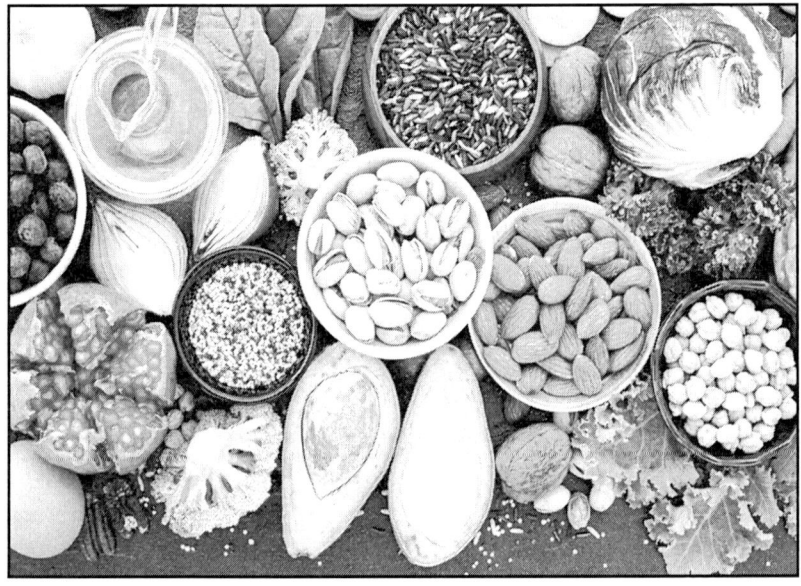

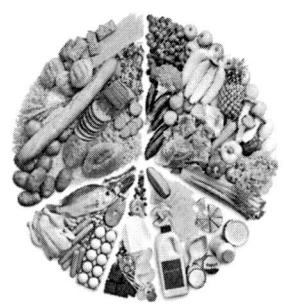

25. கிளீன் ஈட்டிங் டயட்
(Clean eating diet)

*1990*களில் ஜிம் எனப்படும் உடலைக் கட்டுக்கோப்பாக வைத்திருக்கும் பயிற்சி நிலையங்களில் 'கிளீன் ஈட்டிங் டயட்' என்ற உணவியல் முறை புழக்கத்துக்கு வந்தது.

மிக அதிக அளவில் விற்பனையாகும் கிளீன் ஈட்டிங் புத்தகங்கள் வரிசையை, அமெரிக்க ஊட்டச்சத்து ஆய்வாளரும் எழுத்தாளரு மான டாஸ்கோ ரெனோ என்பவர் எழுதி வெளியிட்ட பிறகு, இந்த வகை உணவியல் உலகம் முழுக்கப் பெரும் கவனத்தை ஈர்த்திருக்கிறது.

பதப்படுத்தாத, சுத்திகரிக்கப்படாத உணவுகளை மட்டுமே சாப்பிட வேண்டும் என்பதை இந்த முறை போதிக்கிறது. இயன்றவரை உணவுப் பொருட்களை அவற்றின் அசல் வடிவத்திலேயே உண்ண வேண்டும் என்பதே அடிப்படை. உதாரணமாகப் பச்சைக் காய்கறிகள் மற்றும் பழங்கள், கீரைகள், பாதாம், மீன், பாலிஷ் செய்யப்படாத முழு தானியங்கள் போன்றவற்றைச் சொல்லலாம். அசைவ உணவுகளில் அதிகப் புரதமும் குறைந்த கொழுப்பும் கொண்ட லீன் புரோட்டின் (lean protein) இறைச்சிகளைச் சாப்பிட லாம். செயற்கைப் பொருட்கள் சேர்க்கப்படாத பால் மற்றும் பால் பொருட்களையும் உண்ணலாம்.

பட்டாணி, பூசணி விதைகள் போன்றவற்றை தாராளமாகச் சேர்க்கலாம். ஆப்பிள், வாழைப்பழம், திராட்சை, ஆரஞ்சு, ஸ்ட்ராபெர்ரி பழங்கள் கிளீன் டயட்டில் அனுமதிக்கப்பட்டிருக் கின்றன. வெள்ளை அரிசிக்குப் பதில் வைட்டமின்கள் நிரம்பிய சிவப்புக் கைக்குத்தல் அரிசி, வெள்ளைச் சர்க்கரைக்குப் பதில் தேன் ஆகியன இந்த உணவியலில் பரிந்துரைக்கப்படுகின்றன.

உண்ணும் பொருட்கள் ஆர்கானிக் முறையில் விளைவிக்கப்பட்டி ருந்தால் அதற்குக் கூடுதல் மதிப்பு உண்டு. டப்பாக்களிலும், பாக்கெட்டுக்களிலும் அடைக்கப்பட்டிருக்கும் பொருட்களை உண்ணக்கூடாது. சாயம் ஏற்றியவை, பதப்படுத்துவதற்காக வேதிப்பொருட்கள் சேர்க்கப்பட்டவை, செயற்கை இனிப்பு உள்ளவை ஆகியவற்றை முற்றாகத் தவிர்க்க வேண்டும். பொறித்தெடுத்த உணவு வகைகளை இயன்றவரை தவிர்க்கலாம்.

வீட்டில் சமைத்த உணவுகளையே உண்ண வேண்டும். நாள் முழுக்க என்ன சாப்பிடப் போகிறோம் என்பதைக் காலை எழுந்ததுமே திட்டமிட்டுக் குறித்து வைத்து அதற்குச் செயல் வடிவமும் கொடுக்க வேண்டும். களைக்கொல்லிகள் மற்றும் பூச்சி மருந்துகள் பயன் படுத்தாத காய்கறிகளாக இருப்பது சிறப்பு. அதிக அளவு தண்ணீர் குடிக்க வேண்டும. வழக்கமாக எடுத்துக் கொள்ளும் சர்க்கரை அளவில் 10% மட்டுமே உட்கொள்வது நல்லது. அதிக அளவில் உணவை உட்கொள்ளுவதும் தவறு.

ஊட்டச்சத்துக்கள் நிரம்பிய உணவுகள் மூலம் உடல் நலத்தை ஒட்டுமொத்தமாக மேம்படுத்துவதே இந்த உணவியலின் நோக்கம். இணையத்தின் மூலம் இந்த முறை அதிக அளவில் பரப்புரை செய்யப்பட்டு வருகிறது.

இந்த உணவியல் முறை பற்றி எத்தனை பேருக்குத் தெரிந்திருக்கிறது என்பதை அறிய ஆய்வு ஒன்றை மேற்கொண்டார்கள். அந்த ஆய்வின் போது 14 முதல் 24 வயதுக்குள்ளான 1200 நபர்களிடம் நேர்காணல் செய்தார்கள். அதில் 55% பேருக்கு கிளீன் டயட் முறை பற்றித் தெரிந் திருக்கிறது. சமூக ஊடகங்கள், இணைய தளங்கள் மற்றும் தங்கள் நண்பர்கள் மூலம் அவர்கள் இதைப் பற்றி அறிந்திருக்கிறார்கள்.

இந்த உணவியல் முறையால் எடை குறையும்; சக்தி அதிகரிக்கும்; செரிமானம் சிறப்பாக இருக்கும்; வீக்கங்கள் தடுக்கப் படும்; கவனம் ஒருமுகப்படும். அதே சமயம், மிகக் கடுமை யாக இந்த உணவியல் முறையைப் பின்பற்றினால் எலும்புகளின் உறுதியை பாதிக்கும் ஆஸ்டியோபோராசிஸ், ஒரு வகை மன நோயான அனோரெக்ஸியா நெர்வோஸா, கவனச் சிதறல், மன அழுத்தம் போன்றன ஏற்பட்டு விடக்கூடும் என்றும் சில ஆராய்ச்சி யாளர்கள் எச்சரிக்கின்றனர்.

இந்த உணவியல் முறையைக் கடைப்பிடிக்கும்போது நாள் முழுக்கப் பசிக்கும் உணர்வு இருந்து கொண்டே இருக்கும். அதைச் சமாளிக்கப் பழக்கிக் கொள்ள வேண்டும்.

இறுதியாக ஒன்றைச் சொல்ல விரும்புகிறேன். எந்த வகை டயட் முறையை நீங்கள் தேர்ந்தெடுத்தாலும் உரிய மருத்துவரின் ஆலோசனையோடு அதைக் கடைப்பிடித்தாக வேண்டும் என்பதை மனதில் வையுங்கள்!

✱

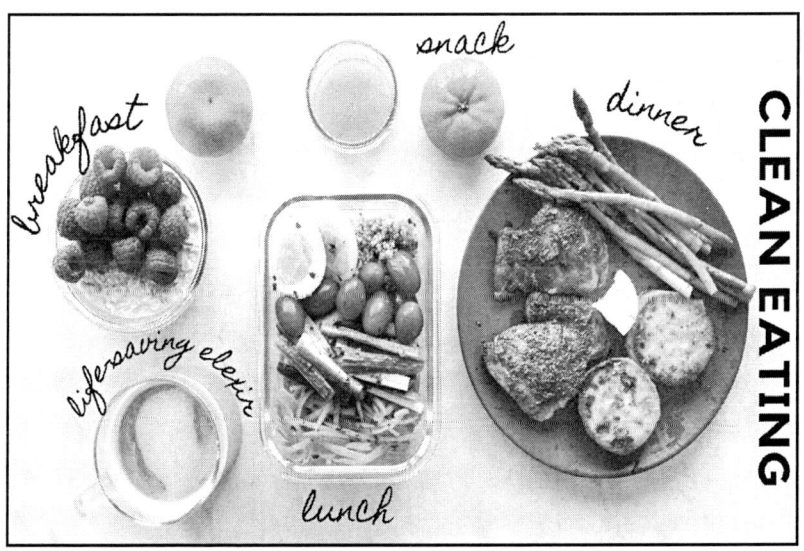

நூலாசிரியர் பற்றி...

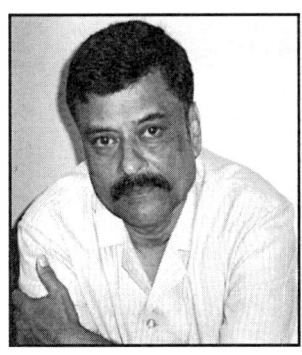

'லதானந்த்' என்ற புனைபெயரில் எழுதிவரும் இவரது இயற்பெயர் டி.ரத்தினசாமி. கோவையின் துடியலூரைச் சேர்ந்தவர். இவரது தந்தை ஆர்.திருஞானசம்பந்தம், கோவையில் இருந்து வெளியான, 'வசந்தம்' இதழின் ஆசிரியரும் உரிமையாளரும் ஆவார். கொங்கு வட்டார வழக்கில் புகழ்பெற்ற நாவல்களை எழுதிய ஆர்.ஷண்முகசுந்தரம் இவரது பெரியப்பா.

நூலாசிரியர் 35 ஆண்டுகள் தமிழக அரசுப் பணிபுரிந்தவர். ஆரம்பத்தில் தணிக்கைத் துறையில் பணியாற்றிய இவர் பின்னர் வனத் துறையில் பணியாற்றி, உதவி வனப் பாதுகாவலர் பதவியில் இருந்து ஓய்வு பெற்றவர். பணி ஓய்வுக்குப் பிறகு, ஆனந்த விகடன் குழுமத்தில் இருந்து வெளியான டாக்டர் விகடனில் பணியாற்றியிருக்கிறார். கல்கி குழும இதழான 'கோகுலம்' சிறுவர் இதழில் ஐந்தாண்டுகள் பொறுப்பாசிரியராகவும், கல்கி குழும 'பரதன் பப்ளிகேஷனஸ்' நிறுவனத்தின் பதிப்பாசிரியராகவும் பணியாற்றியிருக்கிறார்.

வனங்களில் வினோதங்கள், மெமரி பூஸ்டர், பிருந்தாவன் முதல் பிரயாகை வரை, புண்ணியம் தரும் புற்றுக் கோவில்கள், எனப்படுவது, வாங்க பழகலாம், சாதனைத் திலகங்கள், மாத்தி யோசிங்க பாஸ், வாழ்வியலின் உண்மைகள், நீலப்பசு, பெண்கள் அல்ல சாதனையாளர்கள், இவர்களைப் போல் நானும் மற்றும் ஸ்டார்ஸ் & சூப்பர் ஸ்டார்ஸ் ஆகிய தலைப்புகளில் எழுதப்பட்டிருக்கும் இவரது நூல்கள் குறிப்பிடத்தக்கன.

உடைந்த கண்ணாடிகள், பாம்பின் கண் – தமிழ் சினிமா ஓர் அறிமுகம் போன்ற நூல்களை மொழிபெயர்த்துள்ளார்.